山西省重点研发计划项目（编号：201803D31208）

民国全国秘验方选编

审查征集验方

第一集

［民国］中医改进研究会　印行

刘洋　主编

U0200127

学苑出版社

图书在版编目（CIP）数据

审查征集验方. 第一集/中医改进研究会编；刘洋主编. ——北京：学苑出版社，2020.11

（民国全国秘验方选编）

ISBN 978 - 7 - 5077 - 6042 - 2

Ⅰ. ①审⋯ Ⅱ. ①中⋯ ②刘⋯ Ⅲ. ①验方 - 汇编 - 中国 - 民国 Ⅳ. ①R289.5

中国版本图书馆 CIP 数据核字（2020）第 193722 号

责任编辑：黄小龙

出版发行：学苑出版社

社　　址：北京市丰台区南方庄 2 号院 1 号楼

邮政编码：100079

网　　址：www. book001. com

电子邮箱：xueyuanpress@ 163. com

销售电话：010 - 67601101（销售部）、010 - 67603091（总编室）

印 刷 厂：北京兰星球彩色印刷有限公司

开本尺寸：880mm × 1230mm　1/32

印　　张：9. 625

字　　数：223 千字

版　　次：2020 年 11 月第 1 版

印　　次：2020 年 11 月第 1 次印刷

定　　价：58. 00 元

主编简介

刘洋,男,山西繁峙人,医学学士、卫生管理硕士、理学博士,主任医师,教授。山西省政协第十届、第十一届委员,山西省青年联合会第九届、第十届常委。中国青年科技工作者协会理事,山西省政协智库专家,山西省高级人民法院特约调解员。

研究方向:近现代医学史、卫生事业管理、科技哲学。先后承担省部级科研课题8项,出版论著9部,在核心期刊发表文章90余篇。

主编 E－mail:liuyang3580188@126.com

序　一

　　方书通常是指记述中医临床如何应用方剂的专著。千百年来，此类书籍颇多，但是中医界有句令人感叹名言曰："千方易得，一效难求。"意思是说真正在临床上，行之有效的方子，难得也！山西中医药大学图文信息中心刘洋主任，出于对工作的担当，对中医药文献书刊多有搜求，精勤不倦。近年来收集到民国《审查征集验方》六册。考该套书是当年山西"中医改进研究会"征集所得医方，整理订正审理后之方集。最后几集付梓之时，抗战爆发；遑遑巨著，散落民间；兵荒马乱，无人仰及。刘君搜得，整理复原。庚子年春节前嘱我一阅，并言为序。观是书收载之方剂，门类繁多，各科咸备，有民间的小验方，也有数十味的大方，所用药物大多为常见中药。各验方后附"审查意见"，较为独特，相当细致。以山西名方"龟龄集"条目为例，"审查意见"曰，"此方系在文水所征，因炮制未详，复调查于太谷。详加对正，始知药品微有出入，惟炮制法此略而彼详。今订正于左"云云。我将是方的内容，与20世纪60年代山西省卫生厅核定的《山西省中药成方选辑》相应内容对校，大体一致。其他一些民间验方等，如"治疗多年烂腿症方"："用陈石灰一钱，红升丹一分，研末外敷。"据我所知，这就是民间治疗"臁疮"很有效的一个验方。其他再如硫黄治疗疥疮等方子，也都是传统的、有效的验方。这套书的价值可见一斑。

吾意以为，对在民间散存的一些验方、偏方和所谓的秘方，似不必专为寻求奇方妙药，正如荒野之中或有几枝奇葩可供采摘。也不宜用现代的观点，去苛求前人的认识或理论。用药用方，只要实用或有参考价值就可以了，因为这些方书是当时当地实际情况的忠实记录，是真实医疗状况的反映。

书藏古今也，这就是历史。是为序。

国医大师　山西中医药大学教授　王世民

庚子年正月

序　二

中医药自神农尝百草发端，绵亘至今，已历数千年。无数先贤不断探索，筚路蓝缕，方有几几之获。诚如《内经》《伤寒》，提纲而挈领，知常以达变，作为经典启迪无数后学。然"治病三日，乃知天下无方可用"之窘境，古来有矣。加之日月更迭，沧海桑田，流传后世的中医验方，屡屡真伪混杂，谬误甚多。纵经方、验方汗牛充栋，依然令人感叹千方易得，一效难求。

幸有民国《审查征集验方》，是为近代中国首部官版验方汇编。其所载验方来自全国各地，更经中医改进研究会权威专家审查校验，不仅来源地域广阔，更具较高之可参度；所载方论，涉猎古今，中西贯通，有益临床。

当年《审查征集验方》付梓之日，恰遇战火，巨著散失，令人深憾。可幸刘洋等学者精勤不倦，挖掘整理，使该巨著百年之后重现于世。该书的再次出版，寄托了吾辈对传承中医药的恳切初衷，承载了先贤济世救民的殷殷期望，与众医学方书可谓一脉相承，殊途同归。

诚然，囿于当时环境所限，《审查征集验方》亦存些许不实之谬，读者须去芜存菁，择其善者而从之。书中多有奇方妙用，希众同人究其因，查其道，明其理，方便临床及科研。

王晞星

首届全国名中医、山西省中医医院原院长　王晞星

己亥年立春

序　三

欣闻《审查征集验方》即将付梓，不禁感慨良多。此书初具规模之际，恰逢抗战爆发，济世佳作难得广为传播，洋洋巨牍却在战火中尘封。如今，幸得吾辈拾遗拂尘，修葺刊印，浩浩百余万言，实属山西中医传承一盛举，也是中医药事业发展一喜事。

中医自诞生以来，一直嘉惠于世，上疗君亲之疾，下救贫贱之厄。在数千年的传承中，从金瓦红墙，到茅庐草莽，无不重视经方验方的收集整理。一大批效验良方因其低廉的成本和神奇的功效在民间广为流传。近代西医东渐，中医的生存受到极大的冲击和挑战，民间的经方验方也面临亡佚的风险。1929年到1937年间，以山西中医改进研究会为主体的中医界有识之士，通过行政手段，投入大量资金，在全国范围内征集得到大量祖传秘方、名家效验良方，并通过规范严谨的审查程序，逐个对验方评判，给出审查结论，然后编辑出版的《审查征集验方》六册，为中医药留下了宝贵遗产。惜完整出版之际，适逢抗日战争全面爆发，中医改进研究会解散，刊行推广工作戛然而止，迄今学界鲜有人忆及与研究。

编者在挖掘整理该书之始，曾执稿询于余。嘱其整理、校对、修订宜尽力保留原著体例、风格、特色，并去伪存真，以便后来学者研精致思，探微索隐。

习近平总书记指出："中医药学是中国古代科学的瑰宝，也是打开中华文明宝库的钥匙。"新时代，弘扬中医药学恰逢其时。吾辈当怀为往圣继绝学、为万世开太平之志，勤求古训，博采众方，为中医药事业的传承发展勠力前行。

山西中医药大学校长　刘星

2019 年 12 月

前　言

　　近代伊始，民族文化虚无主义者掀起了一股否定中医、废止中医的思潮，并且影响和左右了北洋政府与国民政府的卫生政策。各地"抑中扬西"的态势与日俱增，中医的话语权和生存空间被极度压缩。但与全国形势截然相反，偏居内陆的山西统治者阎锡山特立独行，1919年成立了以"改进中医及药学使能成为一高等有统系之学术"①为宗旨的第一个官办中医社团——中医改进研究会，阎锡山坚信"中医如能由虚而证诸实，必能兴。将来之西医由实而参诸虚，两相接近，此亦不可不注意研究者也"，中西医互相结合对双方均有益处，认为"中外医理或有互相发明沟通融合之日"。②

　　1929年至1937年，在山西省政府的鼎力支持下，中医改进研究会在全国范围征集中医秘方、验方。由于建立了合理的奖励制度和规范的征集办法，征集到的民间验方"成帙颇巨"。中医改进研究会又组织中医界耆老名宿按照"贱便

---

　　① 凡例 [J]. 医学杂志，1921 (1)：4-5.
　　② 阎锡山. 会长山西督军兼省长第一次开会演说 [J]. 医学杂志，1921 (1)：18-21.

验"和"中西参衷"的原则，对所获验方严格审核，逐一给出审查意见。最终陆续编辑出版《审查征集验方》6集，收录验方6000余首，其中不乏民间祖传秘方，以及名家的效验良方，内容丰富，具有方便、安全、适用的特点。《审查征集验方》的出版，开近代由官方征集和整理验方之先河。随着这套验方集的陆续出版，中医界对验方的重视迅速增加。1934年，中央国医馆在何应钦的建议下，编辑出版了《验方新篇》①。1935年，叶橘泉、丁忠英等50余位中医在杭州发起单方实验研究社②。惜《审查征集验方》完整出版之际，适逢抗战全面爆发，对之关注和研究还少见于学界。

民国《审查征集验方》，在征集、审查、编辑多个环节，从人员、制度、方法、原则等各方面进行了科学合理的安排，具有独特的优势和独到的价值。

第一，建立征集验方的制度，成立征集验方的队伍。

1929年，阎锡山命令山西省政府村政处全体"村政实察员"，担任"验方调查员"，在下乡之际，从民间收集、征集验方。一时间，村政处搜集到的验方很多，但"惟其雷同者，实居多数"。分析原因，一是各"村政实察员"缺乏专业基础，无法辨别，良莠掺杂；二是民间验方本属家传保密之方，许多人还想赖此牟利，不肯轻易示人。针对以上原因，为提高征集的专业性，研究会和省政府磋商，对征集措施进行了

---

① 制定编审委员会先行审定验方新篇［J］. 光华医学杂志，1934，1（12）：50.

② 国药单方实验研究社简章草案［J］. 现代医药月刊，1935，2（4）：29－30.

调整。1933 年开始，省政府特发公函，委派中医改进研究会干事张玠、范国义、单生文、相作良等担任"专员"，亲自到乡间农村征集验方。阎锡山要求各县、区、村长，"或为访察，或为介绍，或为引导"，以利于调查开展①。

第二，健全征集验方的制度，提高民间献方的积极性。

一方面，山西省政府让各县、区、村长宣传征集整理验方"发扬光大、济世活人"的意义；另一方面，由研究会制订了《审查征集验方规则》，建立奖励制度，给予献方者名誉或物质奖励。对于经审查合格的验方，根据"该方用意之巧拙，功效之迟速"，每方分别予以六等次的奖金。对不愿受现金报酬的献方者，也可以体现献方者著作名誉。第三、四集由于"其征集之方法与代价，迥不相同也"，所以"概述之资材，纯属珍拾于民间"，时逸人评价"比之坊间所售医方，固不可同日而语"。研究会在山西民间征集的同时，还通过《医学杂志》等刊物，在全国范围内号召主动向研究会投稿提供验方。许多近代中医名家如周小农、张锡纯、沈仲圭、陈莲峰、张沛南、傅仙坊等，都踊跃提供自己认可或试验有效的验方。

第三，建立科学的审查制度，对搜集到的验方进行审核。

时逸人，江苏无锡人，近代中医科学化代表人物之一，1928 年在上海创设江左国医讲习所，1929 年 8 月开始，先后被聘为中医改进研究会理事、常务理事（主持研究会日常

---

① 阎锡山. 阎会长征集验方函［J］. 医学杂志，1936（88）：2.

事务）。作为《审查征集验方》的审查和编撰主要负责人，时逸人为验方的审查进行了周密的制度设计。研究会制订了《审查验方办法》和《审定验方程式》，规定了审查的组织机构和人员分工，明了审查的标准和原则，细化了审查的形式和流程。严密规范的制度，保证了审查结论的科学、统一。研究会成立了以时逸人为首，全体理事组成的征集验方审查委员会，陈宾卿、梁子和、米翰卿、薛复初、赵子忠、刘荫棠、阴庆元、刘伯翁一同负责初审；时逸人、田尔康负责修订工作。

第四，坚持"贱便验"的指导原则，保证所选验方的质量。

中医改进研究会确定，验方的适用对象"一是供家庭自疗之用；二是为仓促无医、亦无力延医者，检方自疗之备"①。时逸人认为，"验方之辑，以'贱便验'为主体"。因为"'贱'则价值甚廉，一般人易于购买；'便'则普通应用之物，俯拾即得；'应验'一层，尤关紧要，苟不足以资应用，则尘饭土羹，何裨实际？"他又举例："假使有一良方，而不便不贱，微论价值昂贵，非普通人之力所能办；若为世间稀有之物，虽出重价，亦有不易得者；即有之，亦不过作博物院中陈列品而已，又何贵乎有此方哉？"所以，审查委员会对"合于上列三项之条件，方足以名为'验方'"，"尚缺其一，则无足取"②，将"贱便验"这个既简单又苛

---

① 时逸人．审查征集验方第六集序［M］．//中医改进研究会．审查征集验方（第六集），太原：山西中医改进研究会，1937：2.

② 时逸人．审查征集验方第二集序［J］．医学杂志1936（88）：4-6.

刻的条件视为准则，在验方的收录过程中一以贯之。

第五，《审查征集验方》重视症候的描述，方便读者对照使用。

时逸人认为："中医之特长，在经验之独得；经验之表现，基于方药之成立；药之应用，以症候为准则。"① 所以，较以往验方简单罗列中药处方不同，《审查征集验方》特别重视症候的描述，和医药常识的宣贯。在各门之前，先将该病的症候，进行整体论述。在具体方药之下，又标以"审查意见"，针对症候相应发挥，对病理、症候尽量采取浅显易懂的方式说明，希望让使用者了解"有某证可用，现某证则不可用"，方便读者按图索骥，对照使用。在某种程度上，《验方》不失为一部中药"基本药物"集的雏形。

第六，编辑过程秉承了中西参衷和与时俱进的精神。

中医改进研究会秉持"参证西医科学""阐发中医真理"的研究态度。②《审查征集验方》6 集的编纂，时间跨度达 8 年之久，目录中分科体例逐渐演变，反映出编辑者参照西医进行中医分科设置的思想变化过程。同时，在《验方》的很多方面，都体现出"参证西医"的态度。一是采用了许多西医疾病名称。二是在阐述疾病机理时直接借鉴了一部分西医明显较中医表述清晰、合理的观点。三是在审查分析的结论中，也有许多采取西医的说法。四是在补充治疗中，采

---

① 时逸人. 审查征集验方第六集序［M］. //中医改进研究会. 审查征集验方（第六集），太原：山西中医改进研究会，1937：2.
② 刘洋，张培富. 近代中医科学建制化之嚆矢［J］. 科学技术哲学研究. 2016，33（3）：96－99.

取了中西兼采的措施。这些一方面体现了中医改进研究会对西医兼容并蓄的开放心态，另一方面也有利于编撰者能够以更广阔的视野剖析验方的科学性。

第七，审查结论科学合理，便于使用。

《验方》根据方药的疗效、安全、合理性，将"审查结论"划分为四个层次：对于赞成的表述为"有效""可用""可资应用""能用"四种；对于可以试用的表述为"可以试验""尚待试用""或可见效"三种；对于持怀疑态度的有"尚待研究""存待试""是否有效，存待试""存疑待考"四种表述；对于完全否定的则有"殊属不妥""属谬误""不可"三种表述。这样，就将组成、效力各异的验方赋值分阶，便于患者根据情况选择使用。

由于《验方》的使用对象，主要是无医学常识者，安全可靠是审查阶段把握的重要原则，研究会特别注重方药的适应证、禁忌证与副作用的考量和注释。《验方》要求，所列方"虽不中病，绝不致延误"。除了在征集阶段要求详细记录"副作用"和"禁忌"两项内容外，在"审查意见"中，还对应注明："某证可用，即适应证；不可用，即禁忌证。"最后，为了确保安全，还要求"无医学常识之检方者，务照'审查意见'下所述是否符合，不可漫用"①。较其他方书不同，中肯严谨的审查结论，利于指导检方者使用，又尽可能减少验方的不良使用后果。

历来中医界视中医单方、民间验方甚至偏方为铃医、游

---

① 时逸人．审查征集验方第六集序［M］．//中医改进研究会．审查征集验方（第六集），太原：山西中医改进研究会，1937：2.

医谋生的手段，对其整理和研究都不太重视。近代山西另辟蹊径，通过行政途径进行人员组织，投入巨大资金，建立灵活的献方奖励制度和规范的征集办法，收集到大量确有疗效的民间验方、秘方。又从人员、制度、方法、原则等方面对审查工作合理安排，同时，"贱便验"和参照西医的原则，保证了验方整理和编撰的科学、严谨、实用，使这个传统中医的"下里巴人"焕发出应有的光芒。屠呦呦从《肘后备急方》中得到青蒿素提取灵感的故事，启示着当今的人们，对《审查征集验方》进行继续深入的挖掘和研究的意义。

　　编者有感于此，多方收罗，集齐全集《审查征集验方》，并经反复整理校对，付梓于世。在整理过程中，为方便现代读者的阅读习惯，将全部验方的分科、格式进行了统一，不合语义的字句进行了增删。同时为了最大限度地保留文献原貌，原书中《阎会长序》等文前文后内容照原样录排。

刘洋

2019 年春于并州

重编说明

1. 第一集以民国二十六年一月再版本为底本，以民国二十一年内部版为对校本，以民国二十二年九月初版为参校本。

第二集以民国二十五年六月再版本为底本，以民国二十三年二月初版为对校本。

第三集以民国二十四年二月初版为底本。

第四集以民国二十四年十月初版为底本。

第五集以民国二十五年五月初版为底本。

第六集以民国二十六年初版为底本。

2. 因时代局限，印刷原因，原书文字错误、缺失较多，本次编辑在收罗流失在国内民间及日本的两个版本10种原书的基础上，对相关内容进行了查遗补缺，对部分错误的观点、内容也进行了修改。

3. 由于原书整理出版的8年历程，恰逢"中西医汇通"阶段，疾病的分科也体现出中西医不断交融共治的趋势。本书基本沿用原版目录进行分科，也给读者展示这样一个发展进程。第一集的分科体例按照传统中医，或症候分科，分为"中风门""胸腹门""外科""皮肤科""急救门""黄疸门""妇科""儿科""血症门""存疑类""感证"等14门。第二集分科体例有所调整，开始吸收了西医分科的方式，包括"调经""损伤""救急""花柳""耳鼻口齿喉咽""精神病""血症""肺病""感冒"等共26门。第三集开始，建立起规范的分科体例。总体上按照"内科""妇科""产科""小儿科""外科""皮肤科""花柳科""眼科""口齿科""耳鼻咽喉科""急救篇""杂集""补遗"分13科，在"内科"条目下，又按照西医疾病体系分为"呼吸器病""消化器病""神经系病"等10类。

4. 原书方药之下，标以"审查意见"，专在症候上发挥，有某证可用，现某证则不可用。根据方药的疗效、安全、合理性，"审查意见"划分为四个层次：对于赞成的表述为"有效""可用""可资应用""能用"四种；对于可以试用的表述为"可以试验""尚待试用""或可见效"三种；对于持怀疑态度的有"尚待研究""存待试""是否有效，存待试""存疑待考"四种表述；对于完全否定的则有"殊属不妥""属谬误""不可"三种表述，便于患者根据情况选择使用。有些验方缺审查意见，本次重编不做增补。

5. 本次重新编印，为符合现代人阅读习惯，在每方之下增加了"组成""用法"标题。由于原书是竖版，其中"上列于右""下列于左"等表述，改为"以上""以下"等表述。并将原书中的"按语""按"酌情修删。

6. 原书中部分验方后，注明了献方人姓名。本次重编，在该方之后，用括号标识。

7. 书中"钱二分""钱半""各两"等，意为该药分量为"一钱二分""一钱半""各一两"。

目 录

审查征集验方第一集再版弁言^①

本书原名《良方会》，系由山西省政府送交本会，详加审查，刊行于世，故于二十二年出版时，即以《审订良方汇》为名，以存旧也。既而阎会长抱复兴中医之决心，有征集验方之盛举。所集材料，蔚成大观。为求验方名称前后一贯起见，乃以今名易之，仍将原名注于书后，不掠美也。回忆本书出版，仅及三载，全数售罄，足见各地同志爱读本书之热忱。然有一事迹，不可不记。去年七月间，灵石李文杰君，函称家藏集验良方八卷，与本书（即《良方汇》）大致相同，且谓郭君抄袭古书，改易新名，不无掠美之嫌。旋将其书寄赠本会，以资核对。同仁等取而校之，雷同者十之八九，新增者十之一二，割裂删削者，十有三四。原书系雍正二年希尧氏编印，题名《集验良方》。本会对于李君此举，除专函嘉奖外，特记于此，以志同仁等读书未周之歉意。又本书出版印刷欠精，讹误滋多，此次改用四号字排印，严加修订，错字力求减少，区区之意，幸垂察焉。

中华民国二十六年一月十四日时逸人序于中医改进研究会之理事室

---

① 责任编辑据底本加。

田　序[①]

陶氏序肘后百一方云：常居闲佚，乃可披检方书。或从禄外邑，将命遐征；或宿直禁门，晨宵隔绝；或急速戎陈，城闉严阻。忽遇疾厄，拱手相向，缙绅君子且然，何况贫家野居？能不向单行经用赴急抄撮以求活。此时而欲研究方书，探讨经义，证其非是。非特不能，日不暇矣。此古今来集良方以刊行者，实繁有徒也。考古今之集方成篇者，未尝不以奇验而自鸣。实则有验有不验，或验于甲而不验于乙，或验于乙而有害于甲。在用者则咎集方者之欺妄，在集方者必为用者之未当，而实不知其不验之症结，究安在也？盖药无不效，方无不验，唯在用者之能否适当耳。冀用者之必能得当，要在集方者之详加诠释，俾阅者得以认识证候。如《古今名医万方类编》，分门别类，荟集众方，可为蔚然大观。然谨慎者，每因不明证候，而不敢用。束之高阁，以致蠹蚀；无识者，往往误用，而招不测。此无他，编订时未曾详加诠释之过耳。古今来之集方编订者夥矣。若考其实，非失之于妄夸庞杂，即流之于笼统含混。无医学常识者，贸贸然用，欲其对症而能验，其可得乎？近今最畅行之《验方新编》，尚不能免于此弊，其他又何足论战？果能批郤导窾，擘肌分理，辨疑似于毫厘，分畛畦如鸿沟，则用者自能按图索骥，无误用之虞。而集方者亦可目无全牛，证其方之有无

---

① 责任编辑据底本加。

应验矣。余不敏，攻学时即承先伯宜时之医学庭训，常偕先伯临证处方，深知方剂之可重。壬申之夏，毕业于山西川至医学专校。荷蒙业师时逸人先生之垂青，嘱令留会服务。遂以《良方汇》审查之责，命余执行。余以学识浅陋，不敢自是。复念师徒关系，纵有谬误，必可赖吾师教正，转而获益必多。爰不揣固陋，实行审查。本我会长阎公关念民瘼之热忱，及吾师委托之重命。对于该方之适应证、禁忌证、药性效能，竭力发挥，有补于不及延医与不能延医者之自疗之用。审查既竣，由吾师详细修正，并补充意见，乃付之手。颜曰《审订良方汇》。唯念才疏学浅，深恐识见差缪，反致遗误。唯望医界先进，苟不吝教而辱教之，则幸甚矣。

时在民国二十二年八月下浣

平遥田尔康序

审查凡例①

一、《良方汇》系盂县郭效古所辑，民国十九年由省政府送交本会审查。其中分类界限不清，间有往昔浮夸神话色彩，想系当时之随笔记录之故。然照照采择有效验方颇多，足资备用。其中原文词意概仍其旧，以存真面。

二、中医之特长，在经验之独得。经验之表现，基于方药之成立。药之应用，以症候为准则，故此编于各门之前，先将该病之症候，统述大概，方药之下，标以"审查意见"，专在症候上发挥，有某证可用，现某证不可用，并希阅者指正谬误，是幸。

三、乡间每以一方，则曰："某甲服此而愈，某乙与其病同，可服之。"服之而病不愈，反归之于天命，皆不知病理、药性之过，故此篇对于灌输医药常识，尤为注意。

四、审查之目标有二：一、供家庭自疗之用；二、为仓促无医，亦无力延医者，检方自疗之备。故力求简明详实，虽不中病，绝不致误。

五、各门前之总论，系审者自撰，其属原文者，标以"原文"二字别之。但论说俚俗，已所深知，唯以目标不同，非供医家适用，尚请阅者谅之。

六、古今集方名验者，汗牛充栋，繁不胜繁，然笼统含混，浮夸妄言，比比皆是，既无准则，乃任用之者，以冀幸

---

① 责任编辑据底本加。

中，良深可悯。此篇力矫此弊，对于该方之适应证、禁忌证，详为记载，有不明者，则以存疑待考识之，不敢妄加批评；其无关紧要者，乃直录方药，不附"审查意见"。

七、其有不便归"审查意见"者，即就该药或该方之下，说明意见，而以（　）别之。

八、原注主治，遇有欠当者，则另用"订正主治"说明之；无主治者，以"增订主治"说明之；无任何标记者，概系原件。

九、无医学常识之检方者，务照"审查意见"下所列证候是否符合，不可漫用。

十、其适应证、禁忌证未曾标明，但某症可用，即适应证，不可用，即禁忌证，至原因病理治法，未暇标明，阅者谅之。

审查征集验方第一集序

本书原名《良方汇》，共五卷，分列四十四门，集方八百九十五首。盂县村政实察员王诱，在盂县实察村政，得该县牛村已故名医郭效古君所家藏者，呈送省府。由省府于十九年春，函发本会，嘱令："详加审查，签注意见，以便刊行于世。"作为用方之指针，搜集多数验方，复交本会审查编定，期有济于世，意至良法至善也。

考征集验方之缘起，十八年夏，本会阎会长，公布征集民间有效验方办法，洵所谓"以济人为志，以博爱为心者"。村政处各区村政观察员，负征集之责。先后征集所得验方，由省府汇交本会，在数千以上，惟其雷同者，实居多数。在二十一年份，除已刊行拙编《审查征集验方》数册外，所存之数仍多。《良方汇》一书，系郭效古医士所家藏。其为经验之抄述，抑为其先人之遗著，虽不可考，然其中确有多数经验良方，足备治疗选用之需要。虽与其他各方，均为村政处同时所征集，然精粗各别，本书实其征集所得之最佳者。

二十一年春，下走奉阎会长委派，忝充本会常务理事职务。会务进行之方针，征集及审查验方，实占主要之工作。下走担任"星期征稿""星期讲演"，编辑《杂志》，编订《验方》，编订《传染病》，并在医校、医院授课诊病等工作。对于审查验方事项，专在理事开会时办理。每周开会，审查数十方，或百余方。因本书为征集验方中最佳部分，故尽先从事，以期速成。本会上年规定审查验方之方法：讹者正之，缺者补之；方义不明者，补充之，主治不确者，增定其主治；并于每方之后，附以审查意见，说明应用之方针；药方不全，无法增订者，则存疑以待，不敢以私意妄加评判也。下走于十九年及二十年间，所审查验方之方法，皆本此意以进行。现届审查方法，仍守前例。本书除由本会理事会开会审查外，并由田生尔康，参加编订之工作。复由下走整理而修饰之。明知一管所窥，殊不足以发挥中医验方精奥之底蕴，惟祈医界贤哲，进而教之。二十二年春二月，因本书所有验方审查完竣，即行付印。嗣因印工太慢，篇中需刻之字数甚多，每一版之一再校对，待印成后，每有过二周以上者，致过期半载有余，为之抱疚无已，书此志歉。

民国二十二年秋九月

时逸人敬序

一、内科

（一）传染病

1. 痢疾

按：痢疾一病，无不由湿热凝滞而起，只宜清热消导，断不可骤用人参、白术、黄芪①等温补诸药，使邪气固结于内，永无解期。近世医者，专事温补，贻误必多。殊不知湿热之气，愈补愈盛，风寒之邪，愈补愈固，致病势加重，皆用补太早之过也。故特为拈出，以与治痢证者一谈。又凡痢疾一证，人参、白术，断断不可早用，必待病势已退，体虚而不能复元者方可试用。

痢疾多由外感热、暑、温三气而成，痢必从外而出之。是以下痢之病，必从汗先解其外，后调其内。首用辛凉以解其表，次用苦寒以清其里，不过一二剂可愈矣。若失于发表外邪，但从里出，不死不休。故虽有百日之久，必用逆流挽舟法，引其邪而出之于外，则死症可活，危证可安，宜用活人败毒散。（原文）

（1）活人败毒散

组成：羌活、独活、前胡、柴胡、川芎、苦桔梗、炒枳壳、白茯苓各一两，生甘草五钱。

用法：治痢加白芍一两，炒川连一两。为细末，每服二钱，水一盏，姜三片，煎七分，温服。或用滚汤泡服亦可。

主治：此药治伤寒、瘟疫、风湿、风眩、拘卷风疾、头疾目眩、四肢病、憎寒壮热、项强睛痛，及老人小儿皆可

---

① 今"黄芪"。

服，或瘟疫时行，或人多风痰，或居处卑湿，脚弱，此药不可缺也。日三五服，以知为度。如烦热，加炒黄芩，不止治痢疾一病也。

【审查意见】力戒温补，禁用参术，实为治痢不易之论。但谓虽有百日之久，亦用活人败毒散，则言之未免太偏。查本方药品以散风寒为主，外有风寒者当然合拍。若无风寒外束，但有发热汗出则羌活独宣散便不合法。证经百日，体虚羸瘦，如现自汗、盗汗、烦渴引饮，又当可用羌独宣散乎。总之，治病当以所现证候为主，再参以体质营养之状态，经过之久，暂为处方之标准，切勿误信其言。

山阴倪涵初先生手定治痢奇方

痢为险恶之证，生死所关，不惟市医治之失宜。而古今治法千家，皆不得其道。是以不能速收全效，今立方何以为奇？不泥成法，故奇也。立论何以为妙，不胶成说，故妙也。然其药品又不外乎常用而已。有识者，故不可更张，勿为市医所误，遵而用之，百试百效者也。（原文）

（2）初起煎方

组成：川黄连、条黄芩、白芍药、山楂肉各钱二分，陈枳壳、姜炒紫朴、坚槟榔、青皮各八分，南木香二分，甘草、地榆各五分，川红花酒炒三分，桃仁泥一钱，当归五分。

用法：水二碗，煎一碗，空心服。此方或红或白，里急后重，身热腹痛者，俱可服。如单白者，去地榆、桃仁，加橘红四分，木香二分。如滞涩甚，加大黄二钱，用酒伴炒，服一二剂仍除之。若用一剂滞已去，不必用二剂矣。大黄，年幼之人不可拘用二钱。此方用之三五日神效，用之于旬日亦效。惟十日半月外，则当加减矣，另详于下。

【审查意见】此方清热、利湿、调气，消滞。在初起腹痛，里急后重，当然有效，若有恶寒发热之风寒，身热面垢之暑症，则宜斟酌加减。

（3）加减煎方

组成：川黄连生用四分、酒炒六分，条黄芩生用四分、酒炒六分，厚青皮四分，广橘红四分，白芍药生用四分、酒炒六分，坚槟榔四分，甘草生二分、炙三分，当归五分，地榆四分，桃仁泥六分，红花三分，山楂肉一钱，木香二分。

【加减法】水二碗，煎一碗，空心服，渣再煎服。

如延至月余，觉脾胃弱而虚滑者，法当补理，其方如下。

（4）补理煎方

组成：川黄连酒炒六分，酒黄芩六分，酒白芍四分，广橘红六分，炙甘草五分，炒白术五分，当归五分，人参五分。

【加减法】用水二碗，煎一碗，空心服，渣再煎服。以上（3）方，如妇人有胎者，去桃仁、红花、槟榔。以上（3）方随用辄效。其有不效者，必初时投参术等剂太早，补涩邪气在内，久而正气已虚，邪气益甚，缠绵不已。欲补而涩之，则助邪，欲清而疏之，则愈滑，遂至不可救药。虽有奇方，无如之何？则投温补杀之也。

【审查意见】脾胃弱而虚滑，其状痢白、脱肛，不甚里急，不很后重。体倦无力，食思不振，痢白而有清冷如凉粉之状，则当温补矣。四君八珍补中益气，佐以消导药品，芩连皆为厉禁。若于痢愈大半，余热未清，有虚象者，以此清余热，调脾胃尚可。

微理妙论（原文）

古今治痢，皆曰：热则清之，寒则温之，热则下之，有表证则汗之，小便赤涩则分利之，此五者举世信用，如规矩准绳不可易。予谓五者，惟清热一法无忌，余则犯四大忌，不可用也，今详于后。

一曰禁温补。痢之为病，由温热蕴积，胶滞于肠胃中而发也。宜清邪热，导滞气，行瘀血，其病则去。若用参术等温补之剂，则热愈热，气愈滞，而血愈凝，久之正气虚，邪气盛，不可疗矣，此投温补之过最烈也。

二曰禁大下。痢因邪热胶滞肠胃而成，与沟渠壅塞相似，惟用磨利疏通则愈。若用承气汤大下之，譬如欲清壅塞之渠，而注狂澜之水，壅塞必不可去，无不峰崩堤塌矣。治痢而大下之，胶滞必不可去，徒伤胃气损元气而已。正气伤损，邪气不可除。壮者尤可，弱者危矣。

三曰忌发汗。痢者头疼目眩，身发寒热者，此非外感，乃内毒熏蒸，自内达外。虽有表证，实非表邪也。若发汗，则正气既耗，邪气益肆。且风剂燥热，愈助热邪，表虚于外，邪炽于内，鲜不毙矣。

四曰忌分利。利小便者，治水泻之良法也。以之治痢，则大乖矣。痢因邪热胶滞，津液枯涩而成。若用五苓等剂，分利其水，则津液愈枯，滞涩愈甚。遂至缠绵不已。则分利之为害也。若清热导滞，则病自愈，而小便自清，又安用分利为哉。

凡痢疾初期，宜急服大黄为主，一切白术山药之类不可轻服，恐淹缠难愈。痢疾里急后重窘迫不通，腹内绞痛，皆属实热。不拘日数，必以苦寒药治之，医家畏缩迁延，每致日久难治。（原文）

（5）治痢疾方

组成：枯矾、五倍子各两。

用法：共为末，蜜丸绿豆大，阴干，大人三钱，小儿一钱。红痢白水下，白痢黄酒下。

【审查意见】二味皆收敛药，久经他药无效者，方可一试，否则不敢轻用。

（6）治痢疾无滞方

组成：石榴皮二钱，黄丹一钱，白矾五钱。

用法：（共）为细末。黄蜡一两，熔化为丸，绿豆大，服七丸。红痢清茶下，白痢姜汤下。

【审查意见】此与前方同，不甚里急，而无滞者可用，初起勿用。

（7）人参败毒散

主治：治痢疾神效，止后服香连化滞汤一二剂。

组成：人参、桔梗、柴胡、羌独活各一钱，茯苓、川芎、前胡各八分，枳壳七分。甘草、姜枣为引。加山栀、丹皮各一钱。

【审查意见】此嘉言治痢"逆流挽舟"之法也，与"活人败毒散"大致相同。发散之药太多，终嫌不妥。

（8）木香导气汤

主治：治痢初起，腹痛，红白相杂，里急后重，发热，噤口。痢不拘老少，一服甚效。

组成：大黄、滑石各钱半，槟榔、姜厚朴、白芍、黄连、朴硝各钱二分，木香五分（研），归尾、茯苓各八分，木通钱。

用法：水煎温服。如初起先服此药，一服尽下滞物自愈，再服汤泡饮即痊，万无一失。

（9）痢疾立验神方

组成：香附、广陈皮、赤芍、黑栀子、车前子（炒）、炒川连各一钱，连翘五分，木香二分磨水煎成药入内。

用法：水煎温服。

【审查意见】此方宜加焦三仙、槟榔，做初起之剂。如里急甚者，赤芍应易生白芍，归芍用量，须达三钱。

（10）泡汤饮

主治：治大人、小儿，红白痢疾，里急后重，疼痛难忍，日夜无度。新起者不可服，过数日一服即止。初起者，可用木香导气汤。

治法：罂粟壳三钱，温水泡去两头顶蒂，蜜炙黄色；炙草二分，乌梅一个打碎，三味放在碗内，入蜜一两，搅匀，上用一碗盖定，用白滚水一小碗冲入，少时拿与病人尽饮之立愈。

（11）铁门闩

主治：治水泻痢疾。

组成：五倍子一两，白矾三钱半，黄丹二钱，黄蜡一两。

用法：前三味研末，黄蜡为丸，如绿豆大。小儿用五至七丸，大人十丸。红痢：茶二钱，姜一钱，煎汤服。白痢：茶一钱，姜二钱，煎汤服。

【审查意见】此亦收敛止涩之方，其止水泻者，以能干燥水分也。但于初起，及内滞不净泻痢不宜。

（12）治水泻红白痢疾方

治法：川蚊不拘多少，阴阳瓦焙熟为末，捣葱如垢，合丸如芡实大。红痢清茶下，白痢姜汤下，水泻米汤下。

【审查意见】川蚊恐系川锦纹之误，盖亦梳利积滞之意。每服以一钱至钱半为限。

（13）治红白痢疾方

治法：七个罂壳七个枣，七个乌梅七寸草，灯心加来酒同煎，赤红痢疾当时好。

【审查意见】此亦酸敛之品，初起不宜骤用。

（14）治噤口痢方

治法：秋王瓜藤烧灰，萝卜籽炒研细，各等分，白糖汤调灌下即愈。

（15）姜茶煎

主治：专治小儿痢疾。

组成：生姜、细茶各三钱。

用法：水二盅，煎一盅，服效。

【审查意见】姜茶饮治白痢，及湿热喘促有效，盖以清热，宣通，兼擅故也。

（16）治慢性白痢方

组成：乌梅（去核）、细茶各等分。

用法：为末蜜丸，弹子大。每用一丸，滚水下。

【审查意见】此方于慢性白痢，颇为应验。

（17）治小儿红白痢方

主治：小儿红白痢疾。

治法：团粉，红痢三钱，白痢七钱，黑糖，红痢三钱，白痢七钱，水调服。

【审查意见】团粉不知为何物。黑糖虽能行血，但于时痧颇忌，宜审慎之。

（18）香参丸

主治：治痢疾效。

组成：木香四两，苦参六两（酒炒），甘草一斤。

用法：熬膏丸，桐子大，每服三钱。白痢姜汤下，红痢甘草汤下，噤口痢砂仁莲肉汤下，水泻者猪苓泽泻汤下。

【审查意见】此方治痢疾极效，木香以调气，苦参以除湿热，但少有消导之药，斟加查曲①较佳。

---

① 查曲 即山楂和神曲。

（19）治噤口痢方

组成：鹿角二两（煅存为末）。

用法：大人每服三钱，小儿每服二钱，早晨用酒送下。（鹿角治口噤痢，当以虚寒之痢为限）

（20）秘制大黄法

主治：治痢疾食积膨胀、大便燥急等症。

治法：用锦纹大黄十斤，好酒浸透，蒸三炷香，晒干。共六次后，用藁本煮汁，浸透蒸一次，车前草煮汁蒸一次，扁柏叶煮透蒸一次，计九蒸九晒，干蜜丸。每服二三钱，治一切杂症，真良方也。

（21）治痢汤药

主治：治一切痢疾初起。

组成：全当归、炒枳壳、坚槟榔、姜川连、炒苍术各钱，酒芍药、炒黄芩各钱半，生大黄二钱，滑石粉二钱，广木香八分，炙甘草五分。

用法：姜煎服。

【审查意见】此方于痢证初起，无发热之证者，可用。如有寒热，宜加寒热之药。又苍术一味，治痢终嫌不妥，宜去之。

（22）驻车丸

主治：治一切久痢红白不止，口干发热，饮食无味。

组成：酒川连、酒当归各三两，乌梅肉一两五钱，炮姜一两五钱，真阿胶一两五钱。

用法：蛤粉炒成珠，神曲糊为丸，桐子大，每服百丸，白汤下。

【审查意见】此《千金》方也，治赤多白少之久痢颇效。原本所列主治，均属不切。

（23）治食蟹患冷痢方

治法：藕节洗净捣烂，热汤下，数次即愈。

（24）治痢方

组成：细茶三钱（盐炒去盐），槟榔三钱。

用法：水煎服。

（25）治噤口痢方

组成：石莲子肉一两（去青心），木香三钱。

用法：研末，每服二钱，米汤调下。

【审查意见】痢疾噤口，原因非一，有中虚者，有热极者，有毒素浸润者。石莲调理噤口，是中虚之噤口，备试可也。

（26）治痢第二十六方

治法：萝卜汤调蜜，缓缓饮之。（尚属平淡）

（27）治痢第二十七方

治法：米粒不下，百药不效者，用五谷虫焙干为末。每服二三钱，米汤下。（恐力不胜任）

（28）治痢第二十八方

治法：田螺一个，陈豆豉一两，葱十根，姜五钱，共捣成泥，入麝香少许，为一饼，敷在病人脐上。用参五分，煎汤噙于口中，以咽下思食为度，即去饼，病自退去。（备试）

2. 霍乱

（1）藿香正气散

主治：专治夏秋时令，感染风寒，腹痛吐泻，恶心头疼，身热，霍乱。

组成：广藿香二钱，紫苏叶、姜厚朴、姜制夏、土白术、白茯苓、苦桔梗、大腹皮、香白芷、生甘草四分，香薷钱，白扁豆三钱（炒）。

用法：有热，加炒黄连一钱。时气寒热，加柴胡、葛根各一钱。泄泻加五苓散。霍乱加黄连香薷散。腹痛加广香木五分。大便不利加炒枳壳一钱。

【审查意见】藿香正气散，为治夏月暑湿而湿重于暑者。宜捣末为散，水煎热服。今人沿用蜜丸，已失本旨，又不宜概用于暑热病症。其加减法，亦欠妥。

（2）黄金丹

主治：治夏月霍乱，痧胀青筋等症。

组成：川连二两四钱，干姜一二钱，车前子六钱，公丁香三钱（不见火），醋香附三钱，酒芩二一钱，芥穗三钱，砂仁三钱，荜拔三钱，盐泽泻二钱，川贝三钱，陈皮三钱，麦芽三钱，广木香三钱（不见火），槟榔六钱。

用法：共为细末，用荷叶煎打面糊为丸，做百锭。冷水调和，每服一锭。勿犯色，用酒调服（不切）并治黄疸痢疾。

【审查意见】此方寒热杂用，辛开透达。宜于取凉饮冷吐泻者。若纯系暑热病症，不宜取用。

（3）治暴急霍乱吐泻方

组成：陈皮五钱，藿香五钱，黄土澄泥。

用法：水二盅，煎一盅服。神效。

【审查意见】土能保护肠胃之黏膜，陈皮藿香，和胃止吐，颇称合拍。然呕吐酸水者，则嫌过燥，宜加苏叶五分，黄连五分，百沸汤冲缓缓服之，又陈藿分量太重，以用二钱为宜。

（4）治霍乱吐泻方

治法：用净黄土，以冷水调饮，童便尤佳。（亦清护黏膜之义）

（5）阴阳水方

治法：用井花水和百沸汤各半碗，服之效。

【审查意见】井花水，凉水与百沸汤兑和，名阴阳水，调整脾胃颇验。

（6）治霍乱转筋肢冷方

主治：治霍乱头眩眼晕，手足转筋，四肢逆冷。

治法：急用大蒜头捣烂，和井花水服。（可备救急）

（7）治霍乱转筋吐泻方

主治：治转筋霍乱吐泻。

治法：扶病人坐起，将凉水淋两腿筋即不转。或以水二桶，慢慢抬起病人，脚入桶内，浸过曲膝上立效。

【审查意见】转筋有热灼筋燥，有寒极牵引之二种，视其主症，不难鉴别。曾见一老医，用此法立取捷效，盖为凉水刺激，使血行起反射的兴奋故也。

（8）治绞肠痧方

主治：治霍乱欲吐不吐，欲泻不泻，即绞肠痧。

治法：用手将左腿凹内拍数十下，即有青筋突起，将针刺出黑血立愈。（此法颇效）

（9）治霍乱下痢方

主治：治霍乱而又下痢者。

组成：乌梅七个，冰糖二两。

用法：水二盅，煎一盅。放土坑内，候温取服。

【审查意见】酸甘收敛，治慢性腹痛则可，治霍乱吐泻则大忌。

（10）治霍乱转筋方

主治：治转筋霍乱。

组成：木瓜三钱，黑糖三钱。

用法：水煎数沸，凉服即愈。

【审查意见】木瓜舒筋，然溺赤者忌用，更不宜于暑岁霍乱。

（11）治霍乱转筋方

主治：治转筋霍乱。

治法：大萝卜梗叶，细切捣烂取汁，饮之效。（可试用）

（12）灸法

主治：治霍乱已死，腹中有暖气者。

治法：用盐纳脐中，灸七壮。（假死或可，已死岂能再活）

（13）治霍乱神效方

治法：生王瓜取汁一酒杯、生姜汁一酒杯，共合灌之。

【审查意见】王瓜能解毒通瘀，姜汁辛温疏滞。然姜不宜于痧秽，患者如嚼黄豆，不觉有生腥气者，不可用姜。

（14）治干霍乱方

主治：腹疼出汗，吐泻不出，急在顷刻。

组成：食盐一两，生姜五钱（切片）。

用法：同炒色变，以水一碗煎服，不宜热服，好后不可进食。

【审查意见】食盐同生姜，不如食盐炒热，与童便探吐较妥。

（15）治绞肠痧方

治法：用明矾三四钱，滚水调匀，温服即效。

【审查意见】明矾酸涩，且饮热水，必能作吐，为干霍乱之涌乱剂。

（16）点刺法

治法：先将两臂抹下，其恶血聚指头上。以针刺其十指甲下一分半处，出血即安。（一切急症皆宜）

3. 黄疸

按：黄疸，身黄面黄目黄溺黄是也。考其原因，中医谓脾胃湿热熏蒸而然，西医谓胆汁入于血分，为由肝脏胆液充积之故。或血液中之血素变为胆色素，称曰血性黄疸。骤视之，似有二歧，细究之，理同一揆。盖中医所言之湿，范围极广，湿润之湿，液体之湿，与夫蒸气之湿，统称之谓湿。消化不良，停积肠胃内之液体，循环障碍，蓄积储留之液体，亦以湿字包之。学者应当认识中医湿字范围之广，胆液蓄积，自属液体，谓之曰湿，亦无不可。其别虽有五，即黄疸、谷疸、酒疸、女劳疸、黄汗是也，然不如以阴阳为简切。阴黄之色晦暗，阳黄之色鲜明，治阳黄宜偏清热，治阴黄则重利湿，其大凉大下，皆宜慎用。审证势之轻重，以口渴不渴为辨，察黄毒之利否。视小便之色为消长，饮食只宜清淡，不宜肥甘，益增腻滞。查本门列方，有治外者，有内服者，而于主治不详，使人无用方之准备，特订正之，以便家庭自疗之一助。①

（1）治遍身发黄如金色方

组成：甜瓜蒂（六月六日收者好）、丁香各四十九个。

用法：用净砂锅炒，以烟尽为度，研为细末，小儿半匙，大人一匙，吹入口鼻内数次。

【审查意见】此方颇验，其详细之理论，见《审查征集验方第二集》，传染病门。

（2）治黄疸浑身如金色方

组成：苦丁香二钱，母丁香一钱，黍米四十九粒，赤小豆五分。

用法：（共）为细末，临卧时先含凉水一口，却于两鼻孔嗅上半字，便睡，至次日打下黄水，便服黄连散。病轻者五日见功，重者半月见效。

---

① 此症金匮书中最详。

（3）黄连散

主治：治黄疸大小便秘涩，壅热在内者。

组成：醋炒大黄、黄连各二两，黄芩、炙草各一两。

用法：（共）为细末，食后用温水调下二钱，日三服。

【审查意见】丁香、黍米、小豆等，作吸入剂，颇有应验。苦丁香即甜瓜蒂，功能涌吐痰涎，渗湿利水。母丁香有特异之芳香，用以升降气机，并为由呼吸传达药力之向导品、赤豆利湿，黍米缓和。药气随空气而入肺动脉，于以循环全身，遂呈中和或制止胆汁之用。此为外治之良法，但用后接服黄连汤，则宜大为审慎，果有烦渴，热极便秘等症，始为适应，否则不敢轻用。

（4）苦丁香方

治法：苦丁香为末，塞鼻内一时。鼻出黄水，水净即止。三日后，再出一次痊愈。

【审查意见】单用苦丁香，功用虽同，但不如佐以白丁香，赤豆较佳。

（5）专治五疸方

治法：丝瓜子烧存性为末。如因酒病者，酒调下。面病者，面汤调下。

【审查意见】药性和平可用。

（6）三物汤

主治：治黄疸大便自利而黄。

组成：茵陈蒿三钱，栀子、黄连各二钱。

用法：水煎服。

【审查意见】茵陈为黄病之特效药，连、栀燥湿清热，此治黄疸之属于阳黄，其色金黄如橘子色者。

（7）治漫胆眼于周身黄如金色者方

治法：丝瓜根或三七根捣烂，水一碗，煎八分，冲黄酒服。病深者，服二三剂方好。

【审查意见】丝瓜能通络，解毒凉血，药性和平，可备采用。

（8）专治黄病方

治法：黑白牵牛各三两，用一个糟发大馍馍，刀切开，去内瓤，装上牵牛末合一处，纸包好，放炭火内，烧出烟存性，去面，用牵牛为末。每服钱半，黄酒下，尽下黄水为效。

【审查意见】牵牛子，功专利水，治黄疸湿浊水停，肠鸣呕恶者可用，糟发大馍未详。

（9）真元广利方

主治：治黄疸皮肤面如金色，小便赤，心烦口干者。

组成：秦艽三钱，牛乳两碗。

用法：煎一碗温服。

【加减法】又方加芒硝一钱。

【审查意见】面黄如金色，心烦溺赤，明系热重于湿之阳黄。秦艽为风湿药，牛乳是温润品，似宜治阴黄，而不宜于阳黄，兹重订主治如下。

【订正主治】治黄而晦暗，骨节疼痛，口干不欲饮，倦怠无力者。

（10）专治五疸方

治法：益母草捣取汁一杯，好酒冲服，四五次即愈。

【审查意见】黄病多兼消化不良，盖即古医所谓脾湿之征，治宜注意消化器病，如渗湿利水，温利健胃是也。益母草功能净血，于无兼证时，或可有效。

4. 疟疾

按：疟疾之实质病原，据西人考察，谓由一种原虫，借疟蚊之媒介，侵入人体，潜于血液，破坏赤血球所致。然疟疾特多发于夏秋，其故何在？是则六淫气化之说，不可不讲矣。内经论最详，大要谓邪藏骨髓之中，不与阳俱出，而随阴偕行。出则并于阳，以与阴争为热。复入则并于阴，以与阳争为寒。试推其意，曰出入，非疟原虫之分裂乎？曰阴阳，非指两个赤血球乎？疟论明言，疟由暑热藏于营气之舍。寒水气藏于皮肤之内，故治疟当以清暑利湿，化痰消食为主。其有间日三日一发者，乃病邪深入，久而绵缠之证。如果体虚不胜，即当佐以补益。古以小柴胡汤为治疟专剂，不知柴胡为少阳专药。少阳证寒热往来，形如疟状，非疟疾即少阳证也。

（1）治疟疾初起效方

主治：由风寒起者非宜。

组成：姜炒青皮、广陈皮、炒白术、柴胡、桔梗、制半夏各二钱。

用法：水二碗蒸六分，另用南山楂二两，水二碗煎四分和在一处露一宿，次早服。

【审查意见】此通俗治疟之方也，实则六气俱能成疟，而以宿痰宿食，为其内应。当审原因而治之，不必皆用柴胡。宜于方中去柴胡、白术，加常山、草果、槟榔、砂仁、酒芩等，其效乃著。

（2）治疟祛痰祛寒方

主治：俟发过七八次后服。

治法：常山钱半，酒煮晒干，槟榔钱半，丁香七分，乌梅一个，黄酒一盏，半蒸三四滚取起，露一夜，次早疟将发时服之，得吐而愈。

【审查意见】此是祛痰祛寒之方，不能涌吐，如欲吐痰，宜去槟榔加甘草则吐，但治疟方法，不必需要吐法也。方中宜去丁香，加陈皮、半夏、赤苓、焦三仙等尤效。

（3）治久疟阴疟效方

治法：荞麦细面，不拘多少，用活蟹去头滴血丸之，阴干。未发之先，预服三钱，滚水下。

【审查意见】此方不详其理，恐未能验。又闻一单方，用狗蝇去肢翅，黄蜡包为小丸，一蝇包一个。初两次服五七粒，渐加至十余粒，治久疟不愈。曾见一人有效，其理自思不解，或能杀疟之原虫卵。

（4）驱疟汤

主治：俟发过六七次后服。

组成：常山（酒炒晒干）、知母、贝母、草果各钱半。

用法：水煎。五更时热服，忌鸡肉。

【审查意见】此乃消寒祛痰之药。知母、草果，调其寒热之偏胜。常山、贝母，祛其潜伏之顽痰，宜加槟榔、赤苓、陈皮等，其功更捷。

（5）疟疾奇方

治法：青蒿采叶子晒干研末，或为丸。头一日晚，预服三分，次早用热黄酒服三分，叶汤亦可；浑身热者，黄酒服；或属火走注，喉干口渴，冷水煮服，即能解暑除热，此药又能治阴虚声哑。

【审查意见】疟之发也，多有痰食之停滞，外感之触动。青蒿善清热，治温疟暑疟，容有小效，但不加消食祛痰药，单方恐无功效。

（6）久疟效方

治法：大枣两个，去皮核。斑蝥两个焙研，入枣肉内研匀。加热猪油少许，捏成饼子，指头大，贴在两眉中间，印堂上，一周时即愈。

【审查意见】此吊炎方法，敷贴处必发炎肿痛。意其疟毒由此处外出，亦分消其势之一法。但不可专任，其效甚微。

（7）治疟发方

不拘次数多少一服即愈。

苦参一味，为细末，用好醋打面糊为丸。桐子大。临发之日，早晨用桃枝七寸，柳七寸，泡汤一茶碗，服三分。

【审查意见】苦参能杀虫去湿，治疟或有功效，但编者未经试验，不敢证明确实，暂予存疑，后究研证实，再为编入。

（8）治小儿疟疾久不愈方

组成：炙草三分，草果（泡皮壳）三钱半，姜厚朴、乌梅肉、半夏曲（姜炒）、良姜（土炒）、青皮（炒）各五钱。

用法：每服三分，姜三片，枣一枚，同煎服。

【审查意见】久疟不愈，致体虚者。宜加参术之属。此方去炙草、良姜，加槟榔、常山各钱半，治疟有效。

（9）治小儿温疟方

治法：鸡肫黄皮，煅灰存性，乳和服之，男雄女雌。

【审查意见】久既是温疟，为何用鸡肫皮治之？当是小儿食滞之疟，宜易为食疟。

（10）治疟母方

主治：治久疟腹中结块，名曰疟母

组成：醋炙鳖甲三钱，土白术一钱，炙草五分，黄芪一钱（蜜炒），酒白芍一钱，川芎一钱。

【审查意见】疟母之病理，系久疟循环障碍。该处之淋巴液，与血液，并肠间糟粕停积所致。治宜消积导浊，此方仅鳖甲一味，擅化积之力，而黄芪、白术，又与疟母之治发不合，不若鳖甲煎丸之周到恰合也。

（11）治三日一次疟疾方

组成：生姜、细茶、山楂、柴胡各一两。

用法：酒一大碗，井、河水各一大碗。煎至一碗。露一宿，次早温服。

【审查意见】姜茶饮，功能祛痰清热，合山楂之消滞，柴胡之和解，一切疟症，其内热轻者，俱可采用。又不必如是煎法。水煎各三钱即可，或代茶饮之，又按此方内，如去柴胡，加常山三钱，则方意较纯，而且功效亦较为确实。

（12）治各种久疟

治法：夜明砂为末，每用一钱，温开水送下。

【审查意见】夜明砂为蝙蝠所遗之粪，中含有未消化之虫如蚊萤等。用治疟疾，本草载之，意谓本药或可扑减疟之原虫乎。

（13）治疟疾方

治法：公道颗草尖煎水，于未发之前，洗足即愈。

【审查意见】按公道颗草不详，待考。暂予存疑。

（14）治疟疾后成痞块奇方

组成：炒小茴、芜荑、白芷、肉桂、白蔻仁、甘草各一两，青皮、陈皮、莪术（煨）各二两，砂仁五钱，阿魏四钱。

用法：共研末为丸，朱砂水飞五钱为衣，每两钱，清茶下。

【审查意见】疟后之成痞块，证属疟母，治疗方法，注重在活血化瘀，以消化脾脏之积血。方中药味，多属治消化停滞之证。用治疟母，尚嫌不合。

（15）截疟之法

主治：正可用之壮盛人，四五次发后，疟势少减，可以截之。若虚弱之人，始终不可截也。大凡疟疾初起，先宜发散，出汗，用疏邪汤。

组成：川芎、白芷、麻黄、炒白芍、川羌活、防风、荆芥、紫苏各钱，生草五分，生姜三片，葱白三钱。

用法：水煎露一宿，次早温服，有痰加陈皮一钱，有湿加苍术一钱，夹食加炒香附一钱、山楂一钱。

【审查意见】病症之久暂，次数之多寡，不过为诊断上之应注意者，实则无论四五次与六七次，亦当以现症为准。有斯症，用斯药。此方系发散感冒，虽在三四次后，有鼻塞无汗等症，亦可采用。纵于初起。无感冒证者，则当悬禁。爰述其理于此。又：方中麻黄、羌活，皆宜删去，因发汗药太多之故耳。

山阴倪涵初先生手定治疟疾奇效三方

疟之为害，南人患之，北人尤甚。弱者患之，强者尤甚。虽不致遽伤大命。然不治则发无已时，治之不得其道。则恶邪内伏，正气日虚。久而久之，遂不可药。余所定三方，甚为平易无奇，且不必分阳疟阴疟。一日二日三日，及非时疟，人无老幼，病无久远，此三方不必加减，惟按次第服之。无不应手而愈也。

（16）山阴倪涵初先生手定治疟疾奇效第一方

组成：广陈皮、陈半夏（姜汁煮透）、白茯苓、威灵仙各一钱，苍术（米泔水浸一日切炒净）八分，紫厚朴（姜汁炒）、青皮六分，槟榔六分，炙草三分。

用法：姜三片，并喝水各一盏，井河水各一盏，煎九分，饥时服。渣再煎服，如头疼，加白芷一分。此方平胃消痰，利气除湿，有疏导开先之功，受病轻者，二剂即愈，勿再药可也。若三剂后，病势虽减，而不痊愈，必用第二方，少则三剂，多则五剂而已。

【审查意见】此方治偏于湿浊之疟尚可。

（17）山阴倪涵初先生手定治疟疾奇效第二方

组成：何首乌三钱（生用），广陈皮八分，紫头蒜八分，当归一钱，白茯苓八分，炒黄芩八分，炒白术一钱，知母二钱，威灵仙一钱，甘草三分，醋炙鳖甲（研粉）三钱。

用法：上药加姜三片，井、河水各一盅，煎八分，加无灰酒五分，再煎一滚，空心服。此方妙在补泻互用，虚实均宜，不用人参黄芪，摒去常山草果，平平无奇，却有神效。即极弱之人，缠绵极重者，十剂后立有起色，立奏万全，所云加减一二，即不灵应者，正此方也。

【审查意见】此治疟久血虚之方。

（18）山阴倪涵初先生手定治疟疾奇效第三方

组成：人参一钱，蜜炙黄芪钱二分，当归钱二分，炒白术钱，广陈皮八分，炙甘草三分，柴胡八分，升麻四分。

用法：或加何首乌二钱，炒知母钱或加青蒿子八分，麦芽一分，姜一片，枣两枚，水二盅，煎八分，半饥时服，用三五剂，元气充实，永不发矣。方虽有三，第三第二，实为主方，既不刻削，亦不峻补。功独归之，其第三方，专为有力者设，贫家安得有参，只多服第二方可也。

【审查意见】身体虚弱，病势将衰，此方可用。

（19）久疟全消方

组成：威灵仙一两，醋炙蓬术一两，炒麦芽一两，金毛狗脊八钱，青蒿子五钱，山甲珠五钱，黄丹五钱，鳖甲五钱（酒炙脆研细），如小儿加鸡肫黄皮五钱炙末，外用山药粉一两，饴糖一两。

用法：（共）为细末，上药加水一小碗为丸，如绿豆大，每半饥时姜汤送二三钱。凡处暑后冬至前，或间日或非时缠绵日久，必有疟母，当酌定此方法，不半料，遂痊愈。

【审查意见】制黄丹法，系以铅少加明矾少许，火烧而成。其主要之用途，为制膏不可火烧之药，内服虽有坠痰、消积、杀虫之能。然究非内服所宜，治疟母，当以鳖甲煎丸为是，如用本方以消疟母，须去狗脊、黄丹、山药、饴糖。

（20）灸法

治法：用旱莲草捣烂，置左手寸口上，以古钱压定帛系住，良久起小泡，谓之天灸，甚效。（有无效果须待试验）

（21）疟灵丹

主治：治疟疾发过五次者。

治法：五月初四日，拣苪黑豆四十九粒，用水泡。初五清晨，捏去皮，净石臼内捣烂，入人言①末一钱，雄黄末一钱，和匀作丸。晒干，每服一分，临发之日，空心日未出时，面向东方，无根水吞下一粒，此一日不需吃一点茶饭酒。如渴只饮凉水，午后方许吃些冷饭。如吃热物，防吐，惟忌热物一日。

【审查意见】雄黑豆不详，无根水，殆即面向东方时，以意取水之谓。然所用人言雄黄不过为祛痰与杀原虫之用，何必面向东方？自神其说哉。且四十九粒之黑豆，一钱之雄黄，配和一钱之人言，则每次人言之服量，等于雄黄，其毒性烈可知。此等方，却疟虽有效，但多服须防其中砒毒耳。

（22）敷穴方

组成：大蒜三瓣，胡椒七粒，百草霜三分。

用法：共捣成十丸，男左女右，敷于曲泽穴上，穴在臑弯上三寸便是。

【审查意见】有无效果，颇难逆料。

5. 瘟疫

按：瘟疫者，诸急性传染病之总名词也。在昔医家，无显微镜之检查，不能辨别细菌，然深知瘟疫与通常时令病不同，故有戾气、悍气即天地疵疠、旱潦杂气之等等名称。要

———————————

① 人言　即信石，砒霜的别称。

皆明瘟疫与时令病有别，诚为古医之卓识。瘟疫之主要点有三：一为传染，二为转变迅速，三为同一时间一隅或一方皆发。一类之病，有此三点，所以迥别于时令病也。至于本病治法，以芳香避秽清热解毒为主。古方多有用温燥者，似未尽妥。其详细治法，可阅《中国传染病学》。

（1）治时气流行瘟疫方

治法：九九尽日，取茵陈蒿连根采来，阴干。如遇天行，春令时疫起。每人用蒿五分，乌梅两个，打碎，水二盅，煎八分，热服汗出即愈。

【审查意见】茵陈蒿不过能清利湿热，何能统治瘟疫，兹定一简明条例，取用退作热之目的。在乡间医药不及时，可备试用，但须大量，五分嫌轻。

（2）治瘟疫出汗即愈方

组成：黄丹、胡椒、白矾各一两，马蜂窝五钱。

用法：上为细末，老葱共捣成膏，男左女右，手捏小便处，即时汗出效。

【审查意见】此外治之法，其所以发汗，意者黄丹老葱吸拔之故，究否有效，未曾经验，但无大害，不妨试用①。

（3）诸葛行军散

组成：绿豆粉一两，麻黄末三钱。

用法：上和匀，每服一钱，无根水调下，其汗出，瘟疫即愈。

【审查意见】此方配合颇佳，绿豆粉清热解毒，麻黄辛温发表，无论时病瘟疫，初起发热恶寒无汗者，皆可斟服。但苟其证非发汗所可治者，则此方不宜用。

---

① 切勿试用，用病即重。

（4）发汗灵药方

主治：治伤风伤寒，一切等症。

组成：梅苍术（米泔浸）、川羌活、白矾各等分。

用法：（共）为末，用生姜捣自然汁为丸，如核桃大。男左女右，手紧对阴，迅吃葱姜汤下，盖被出汗愈。

【审查意见】此系治寒疫之方，若治瘟疫，不啻添薪而求减火。须知瘟疫属于热性者多，寒性者极少。故此温燥方法，切勿轻用。

（5）普救五瘟丹

组成：冰片六分，真牛黄一钱，麻黄二钱零四厘，琥珀一钱零五厘，粉草三钱半。

用法：为细末，共一处，瓷瓶收贮，勿泄气。此丹专点伤寒四时瘟疫，一切感冒，用清水骨簪蘸药。不论男妇，点两眼角，灵验如神，一炷香之时汗出，如重不出汗，再点一次，汗出即愈。

【审查意见】观音救急丹，点两眼角，治霍乱急痧等症。曾试有效。而其所以之理不明，盖因古之医方。皆系实地经验而得，又每用一分内服，清热发汗，功效较捷。

（6）行军散

组成：麻黄五两，干姜二两，白芷五两，甘草五两，细辛五两。

用法：共为细末，瓷瓶收贮，不可泄气。此药专治瘟气缠身，久不出汗者，每服二分，煎绿豆汤调下，即刻出汗。

【审查意见】此药辛温发表，瘟病内热猖獗，得此火焰愈炽，切勿孟浪投之，如加牙皂一两，以吸鼻取嚏尚可。

（7）广济丹

主治：治内伤外感，一切风寒瘟疫，霍乱吐泻，疟疾腹痛等症。

组成：炒梅术、炒白术、广陈皮、姜厚朴各三两，甘草、白蒺藜、紫丹参各一两五钱。

用法：（共）研细末，蜜丸，每丸重两钱，姜汤服。

【审查意见】本方用平胃散，治湿浊停滞，胸脘痞闷，舌白口腻，下午微热之湿温症尚可，若治热疫，则害立至。

（8）发汗散

主治：治一切瘟疫伤寒，身热，口干头疼，身痛等。

组成：明雄黄四分（水飞），真辰砂二钱（水飞），火硝四分，麝香一分，金箔五张。

用法：同研极细末，瓷瓶收贮，每用五厘，或一分。男左女右，点大眼角内。

【审查意见】瘟疫主要之治，重在解毒清热，活血通络，可汗不可汗，尚须大为斟酌，若如古谓有表证而无表邪者，汗之不亦愈专其病。总之，有里邪者，急当清里，不可专以发汗为治。若冒寒恶寒无汗，是乃发汗治的候。此方点眼角内，未必能立即出汗，取其解毒，内服其力较大。

（9）避瘟丹

主治：此药烧之，能令瘟疫不染，空房内烧之，可避秽恶。

组成：制乳香、南苍术、北细辛、川芎、降真香各一两。

用法：加檀香共研末，枣肉丸如芡实，火烧之。

【审查意见】凡瘟疫流行之际，除本人所着之衣服，所需之器具，须绝对清洁而外，水缸中宜泡以贯众，以防微菌之潜入，室中尤需燃烧香料。庶免疫气之侵犯，此方宜可采用。

（10）参苏饮

主治：专治伤寒风感冒，发热头痛，咳嗽涕稠，疏邪清气，消痰除热。

组成：紫苏叶、葛根、制半夏、北前胡、广陈皮、白茯苓、炒枳壳各等分，广木香、桔梗、生甘草各四分。

用法：姜枣煎服。咳嗽去木香加桑皮。杏仁各一钱；肺热加炒黄芩一钱。

【审查意见】流行性感冒，亦属瘟疫之一种，与普通感冒之无传染性者不同，治法当分辛凉发散，与辛温发散。内有伏热者，辛凉解表，银翘蝉衣之类是。无伏热者，辛温解表，此方之类是。

（11）救苦丹

主治：治伤寒感冒，头疼口渴，身热目胀，筋骨酸痛，一切风寒之证。

组成：紫苏叶四两，川羌活四两，川芎二两，生甘草一两，炒黄芩二两，口防风二两，香白芷二两，生地黄二两，北细辛一两，南苍术二两（炒），广陈皮一两，葛根四两（炒），制香附三两（炒）。

用法：共为细末，生姜汁打糊为丸，桐子大，每服三钱葱汤下，或做弹子亦可。

【审查意见】本方汇集一派辛温解表药品，只宜感冒风寒，身疼头痛，恶寒无汗者可用，外此不敢轻投，此方内除生地、羌活、葛根，则方意较纯。

（12）治感冒初起方

主治：身热头疼，口干无汗，用此发汗，兼治水泻。

组成：生姜三钱，核桃肉三个，连须葱白七个，六安茶二钱。

用法：水煎服。

【审查意见】此方仍是辛温解表药，口干忌用。姜葱治寒热无汗相宜。核桃肉治咳嗽气喘有效，当治恶寒身热无汗微咳微喘乃为相合。原件云治口干水泻等候，绝对不确。

（13）治一切感冒方

主治：恶心吐呕，泄泻伤食，发热。一切杂症之要药。

组成：台乌药、口防风、川羌活、北前胡、香白芷、川芎、制半夏、赤茯苓、缩砂仁各三两，炒枳壳、炙甘草各两半，白蔻仁二两（炒），草果仁一两，姜厚朴、广木香、紫苏、薄荷叶、梅苍术、制香附、藿香叶、广陈皮各三两。

用法：共为细末，用神曲廿三两为末，用姜汁打糊和药为锭，每锭重三钱，阴干，朱砂水飞为末，姜汤服下。

【审查意见】此方凑合解表暖胃诸药，方既杂乱不纯，而实仅治寒温之感冒，称为一切杂症之要药，非但药证不符，亦且将其原有功效，反致埋没，特代为另订主治如下。

【重订主治】恶寒重，发热轻，头痛身痛腹痛，胃部不舒，大便泄泻等证。

（14）大金丹

主治：专治疫疠心疼，乌痧胀，绞肠痧，及水泻痢疾，不服水土等症。

甲己之年，甘草为君，此药属土。

乙庚之年，黄芩为君，此药属金。

丙辛之年，以黄柏为君，此药属水。

丁壬之年，牛栀子为君，此药属木。

戊癸之年，以黄连为君，此药属火。

用法：上每味各二两，君药加一倍，各味皆生剉碎为细末，用大黄三两熬膏，如丸弹子大。朱砂四钱，雄黄五钱为衣，再用上好赤金贴丸，在冬至夏至合丸为妙，冷水磨服，百发百中。

【审查意见】此方为黄连解毒汤加甘草，功专清热解毒，原件用治乌痧胀、绞肠痧、水泻痢疾等证，完全不合。又以年运五行定君药一项，语近荒诞，不足为法。然此方清热有效，但不合于原件所开之主治耳，另订如下。

【重订主治】心烦身热、小便不利，大便秘。或有疮疡，燃红赤肿，灼热疼痛者，宜用此清热之剂。

（15）治瘴气汤

主治：海内薄绅，游宦四方，水土不服，常用此方，若任两广，丸宜常服。

组成：广陈皮、炒白术、白茯苓、炒黄芩、山栀仁、制半夏、山楂肉各一钱，炒黄连、六神曲各七分，北前胡七分，生甘草四分，苍术八分（米泔浸蜜水炒）。

用法：生姜煎服，不拘时，一日一剂，可免瘴病。更宜戒酒色，慎起居。

【审查意见】此方，可治湿热内注，食思不振，兹重订主治如下：

治内有湿热，胸痞脘闷，或恶心呕吐，或泄泻黏粪，吞酸糟杂等症。

（16）除瘟救苦丹

主治：此药专治瘟疫，口渴咽肿，发热无汗，头痛，清解瘟疫之要药也。

组成：明天麻一两一钱，麻黄（去节）、干姜、真绿豆粉、芽茶各一两二钱，朱砂水飞、生草各八钱，明雄黄八钱，生川大黄二两。

用法：共为细末，蜜丸弹子大，重二钱，每服一丸，凉水化开送下，出汗即愈，重者连服二丸。

【审查意见】方中干姜，对于上述诸症，大非所宜，宜应减去方妥，又麻黄分量亦当减半用之。

（17）内府仙方

主治：治项肿大头病、虾蟆病。

组成：僵蚕一两，姜黄二钱半，蝉蜕六钱半，川大黄四两。

用法：（共）研细末，姜汁打糊为丸，重一钱。大人服一丸，小儿服半丸，蜜水调服。

【审查意见】此方治大头、虾蟆及瘟病初起发热，确有功效，但不宜蜜水水调服。

（18）治大头瘟头脸皆肿者方

组成：福建靛花三钱，烧酒一盅，鸡子一个。

用法：搅匀服。

【审查意见】靛花即青黛，性大苦寒，清热最捷，火热炽盛，必能直折其威。和以烧酒，绝无寒凉冰伏之虞。

（19）菩提丸

主治：治时行瘟疫，不服水土，山岚瘴气等症。

组成：广陈皮、制半夏、南苍术、紫厚朴、缩砂仁、炒枳壳、制香附、白茯苓、白扁豆、川黄芩、广藿香、南薄荷、紫苏叶、南山楂、炒神曲、炒麦芽、生甘草各十两。

用法：共为末，荷叶煎汤为丸车三钱，姜汤下。

【审查意见】此藿香正气丸，一般已沿为夏令之惯药，实明此药之功，为化食滞，利湿浊，不能清暑。其内有燥热者，不宜取服。

（二）时令病

1. 伤寒

按：仲景伤寒论，垂三百九十七法，一百一十三方，其论证也，详列本证、兼证、夹证。靡不辨于微芒，晚近西学东渐，解剖术兴，群以三阴三阳不能见而斥之。殊不知古人立说之原意也，时逸人先生谓三阳经症，是体温调节，发生变化，三阴经症，属脏器实质，自起之变化（详《中国时令病学》）。已将其千载疑问，而被訾于人者，数语揭破。其于治法，当然有所适从矣，年来一般未究伤寒之医生，徒以寒可治热，热能祛寒，专行对症疗法，与待期疗法。寒则围以火炉，热则罨以冰裹。此本以火劫之，以水渍之事，乃中国汉代以前之陈法，在昔时已弃而不用。望吾医界同仁，勿存门户之见，宜念生命之尊，虚心求学，以能愈病为不二之目的。则患斯病者，必可造幸免厄。至其治法，详《伤寒论》，兹不赘。

（1）十神汤

主治：治感冒风寒，发热恶寒，头疼身痛，咳嗽喘急，或欲成疹等证。

组成：川芎片、香白芷、麻黄、广陈皮、制香附、炒赤芍、绿升麻、干葛各一钱，紫苏钱半，甘草五分。

用法：加生姜煎服，出汗。

【加减法】如发热头疼，加细辛、石膏、葱白。胸膈膨闷，加枳壳、桔梗。心腹胀满，加枳壳、半夏。潮热，加黄芩、麦冬。咳嗽喘急，加桑白皮、桔梗、半夏。大便闭，加大黄、芒硝。呕吐，加藿香、半夏。泄泻加白术、茯苓。疟疾，加百草果、槟榔。痢疾加枳壳、黄连。腹痛，加白芍。

【审查意见】仲景用药，自有一定之法律，不能任性所欲。考《伤寒论》用细辛，系太阳与少阴合病者，方取细辛以宣散，若只太阳病，麻黄即是主药，又石膏为阳明正药，虽大青龙中有石膏，原为内有伏热而设，发热头痛，不可骤用石膏。至咳嗽喘急麻杏石甘，向称良剂，桑皮治新咳，似未尽妥，其余加减法尚可。

【编订意见】古代医家，疑伤寒证用麻黄桂枝二方，为天经地义不可移易者。然以此二方治春夏之感冒性病证，又觉不甚相宜。彼不知因证拟方之切要，仍然迷信麻桂方法，思别立一法，以代替之。如同方之十神汤、河间之九味羌活汤等方，皆有此弊。金鉴医方论，竟谓十神汤代麻黄汤之用，九味羌活汤代桂枝汤之用。洵属理想之谈，而昧却治病之实际者。本方之药味配合，实较麻黄汤为俊。治春夏之感冒，仍然不合，宜去方中之麻黄、升麻、葛根、川芎，加入防风、银花钱半，则方法较妥。

（2）羌活冲和汤

主治：以代桂枝麻黄青龙各半等汤，治春夏秋感冒暴寒，头痛发热，恶寒脊强无汗。

组成：香白芷、川芎片、口防风、茅苍术各八分，生地黄、川羌活、川黄芩各钱，生甘草、北细辛各三分。

用法：姜、枣、葱白引，水煎服。

【审查意见】致桂枝麻黄各半汤，治"太阳病，得之八九日，如疟状。发热恶寒，热多寒少，其人不呕，间便自可。一日二三度发，脉微缓者，为欲愈也。脉微而恶寒者，此阴阳俱虚，不可更发汗更吐更下也。面色反有热色者，未欲解也。以其不得小汗出身必疗。宜桂枝麻黄各半汤"。综观原文"不可更汗……"及"不得小汗出"，是桂枝麻黄各半汤。本非大汗猛烈之方，乃和疏营卫，俾得小汗之方，其中并无细辛，所有细辛之麻黄附子细辛汤，必曰：少阴病，始得之，反发热，脉沉者，其着眼处，在发热而脉沉，乃用细辛之症，若不究仲景用药之定律，徒以某方某汤，未见能中窍也。

【加减法】如胸中饱满，加枳壳、桔梗。夏月加石膏、知母，名神术汤；如服此汤不作汗，加紫苏叶。喘加杏仁、地黄，汗后不解，宜再服。汗下兼行，加大黄为釜底抽薪之法。春夏秋感冒非时伤风，亦有头痛恶寒，身热自汗，去苍术、细辛，加白术（不切）。若汗不止，加黄芪、芍药；如发汗，用热服，止汗用温服。

【审查意见】发汗用热服，止汗用温服，本为发汗之方，何以温服，便能不发汗，此种理由，实不充足，又汗后不解宜再服。须视有无再汗之必要。

【编订意见】此方宋代医家奉为桂枝汤之代替品者。但于方中去细辛、川芎、茅术、地黄、羌活，加入银花、连翘、秦艽、豆豉、陈皮、赤苓等味，方便纯妥无疵。

（3）发汗法

组成：连须葱白两根，枣仁两个，绿豆三十个，松罗茶三钱，核桃一个连皮打碎。

用法：水二盅，煎一盅，热服。

【审查意见】发汗之法甚多，此方亦可选用，以治感冒兼咳嗽有效。

（4）治大头瘟方

治法：羊粪焙炒为末，每服三钱，黄酒送下，汗出即愈。治大头伤寒神方。

【审查意见】吃羊粪以冀发汗，则亦不洁之甚，主治大头瘟，未知有无效果。然黄酒冲服，殊非大头瘟证所宜。

（5）异人书方

治法：昔京师人多患前症，一异人书方于通卫。用黑豆二合，炒熟，炙甘草一钱，水二盅，煎八分，热服神效。

【审查意见】异人书方，似近巫语，但用黑豆能解诸毒，其炙草宜易生草，则颇近理。

（6）点眼出汗方

组成：水片、牛黄、青鱼眼各钱，胆矾五分，麻黄膏一两八钱。

用法：水点眼，男左女右，点大眼角，仰卧合眼，汗出愈。

【审查意见】发汗而用是法，乃自招烦琐，或谓发汗之方固多。然遇中寒卒仆，神昏无知，不能灌药之际。舍此类外治法，安能出汗，不知卒仆神昏之时，最虑其出汗，汗液自出。脱症立现，其急救之法，惟有打药取嚏，有嚏者生，无嚏者死，又须用此法哉？

【编订意见】眼角非专任服药之部，发汗点此，古人虽有此说，仍恐不甚相宜。

（7）三黄石膏汤

主治：治阳毒发斑，目黄，身如涂朱，眼珠如火，狂叫欲走。燥渴欲死。鼻干面赤，齿黄，谵语不休，旦夜喘息，鼻中时衄血，可以此汤治之。

组成：石膏三钱，麻黄、香豆豉各五分，川黄连、川黄柏、川黄芩、生栀子各一钱。

用法：水二盅，姜三片，枣二枚。槌细茶一撮，煎热服。

【审查意见】此方大苦大寒，非属实热盛者，不宜轻用，宜去姜枣，则方法较纯。

（8）三黄巨胜汤

主治：治阳毒发斑，狂乱妄语，大渴喊叫，目赤，大便燥实，上气喘急。舌卷囊缩。

组成：生石膏二钱，芒硝五分，川黄连、川黄柏、川黄芩、山栀子各一钱，川大黄一钱五分。

用法：水二盅，姜二片，枣二枚，煎服。槌法临服入磨刀泥浆水两匙。

【审查意见】阳毒发斑如锦纹，其狂乱妄语，大渴喊叫，皆属热极之证，膏黄清热，硝军泻热，尚为对症之方。但服磨刀水，虽取铁性之镇坠，然不洁殊甚。莫若以生石决明代之，姜枣宜去。

（9）伤风方

组成：紫苏二钱，核桃五个（打碎），生姜三片，葱白二寸。

用法：水煎，出微汗即解。如夏月，去葱不用。

【审查意见】用此方之主征，以恶寒无汗，苔白不渴者，为适应。

（10）伤寒发黄方

主治：治伤感发黄，目不识人。

治法：将生姜火煨热，去粗皮，布包扭出汁，麝香油点两目大小眼角，立效。

【审查意见】伤感发黄，目不识人，多因神经错乱，若神志未变，仅为视觉上障碍者，亦间有之。前者断不可用，用则非徒然无益，而有害之。后者容可试验，然姜汁刺激，谨防瞳孔破伤，故亦以不用为安。

（11）独神汤

主治：治一切感冒

用法：用黑豆一合，炒焦，以酒淬入，热饮，盖被出汗即愈。

【审查意见】此方颇验，但须非急性传染病则可用。若内有蕴热，尤宜屏绝。

（12）七将军汤

主治：治感冒

治法：将核桃（连壳打碎）、葱白头各七个，加苏叶三钱，共入大碗中，用百沸汤泡，熏头面，通口尽饮之，盖被取汗。

【审查意见】感冒乃极轻之冒风冒寒，与伤感轻重有别。略投疏解，便可恢复，此方颇佳，勿轻视之。

（13）阴证伤寒神效方

组成：胡椒四十九个，飞矾一钱，黄丹一钱。

用法：上研细末，以好酒和成丸，男左女右，置于手心，正对阴迅合之，紧紧按定，少刻腹内燥热，不可动摇即愈，女人尤效。

【审查意见】此方以热熨寒，与灸同理，一切阴寒为患，俱可试用，但以置于脐中为佳。

（14）治阴阳易方

主治：男女病后新瘥，交合反得其病，名曰阴阳易，如交易之易。其证手足拘急。

治法：用干姜四两，为末，汤调顿服，盖被出汗愈。

（15）治阴阳易第二方

取女人月经布烧灰，水煎热服。如无，男用女裤裆，女用男裤裆，烧灰服之亦效。

【审查意见】阴阳易之症，原因病后新瘥，经交合而致转易，其症本不一端。但在《伤寒论》亦未详备，仅有"烧裤散"一方。窃以为此乃心理之建议，恐无补于实际。月经布治诸虚劳，确有大效，然其理不明。干姜四两，毫无理由，恐未可用。

（16）治夹阴伤寒

治法：纹银饼子一块，烧红，如人未绝气，止烧极热，放在脐上，再将小鸡一只，连毛割开，不去肠肚，包于银上，用布缚住即愈，如人已死，揭开鸡看，如鸡银青黑，换鸡银再包即愈。

【审查意见】此方之理不明，确有效与否，未便臆断。

2. 中暑

按：中暑，又名中暍，西名日射病。于暑温不同，于感冒亦有别，原因于夏途行烈日之下，直受日光之刺激，心肺脑起急性之充血症，其状卒仆无知，面赤而垢，四肢厥冷，气粗而高。若闭甚者，气宜微弱，始因心脏充血，机能顿呈亢进，继因壅塞太甚，终至心脏麻痹而死，治法，宜急抬病人于比较清凉之处，头部覆以冷巾或冰裹，以减其上部之血压，在用药吸鼻取嚏，以振荡其知觉，之神经，如行军散、飞龙夺命丹等是，亦可用一二分灌服（其详细治法载《中国时令病学》）。今查此门之方，或治暑月兼寒治感冒或治风湿相搏治肌肉病，未能恰合中暑证治法，容就审查下附明。至中暑脑证减清后，当随见证而治之，兹不赘。

（1）辰砂羌活丸

主治：即灵砂丸，治风热痧结，气血蕴滞，头晕目花，感冒伤寒，鼻塞声重，清涕，口舌干，咽嗌不利，胸膈痞闷，咳嗽痰盛，肠胃燥湿，小便赤黄。或肾水阴虚，心火炽盛，及偏正头痛，发落牙疼，遍身麻木，疥癣痛痒，一切风邪，并皆治之。

组成：天麻、川羌活、川独活、生石膏、净连翘、口防风、薄荷、北细辛各二两，川芎片、山栀子、全当归、川黄芩、芍药、全蝎（炽炒去毒）、大黄、荆芥、人参、杭菊花、白术各五钱，桔梗、砂仁、寒水石各七钱半，滑石粉四两，生甘草、朱砂二两为衣。

用法：为细末，炼蜜为丸，重二钱。每服一丸，清茶下。

【审查意见】风热与暑，类似而实不同，一则纯系时令之热气，一则兼受空气鼓荡之风邪。中暑本症，卒然仆倒，面赤而垢，乃热气蒸激之象，风热则不必仆倒，且有恶风之证。此方辛温解表，苦寒清里，用于暑症，只宜暑温兼寒者，不宜暑温化热及化燥者，用于中暑，宜在神复后，而有头晕目眩项背微寒者，若汗多则不宜用。所云肾水阴虚，心火炽盛等说，皆浮夸之言，不足取信，又细辛分量太重，以减去一两较妥。

（2）治中暑忽然倒地

主治：治中暑忽然倒地，气欲绝者。

治法：大蒜四五个剥尽皮，再入路上热土一块，共捣烂，以新汲水和匀，去渣灌之即愈。

【审查意见】大蒜辟暑，取其辛辣刺激，然其性温，暑热症究宜慎用。

（3）六一散

主治：治中暑身热，小便不利

组成：滑石六两（水飞过），甘草一两。

用法：为细末，二味和匀，每服三钱，不拘时，新汲水调服。

【审查意见】滑石利毛窍，不仅利小便，甘草甘凉清热，用治伤暑身热，便溺不利，洵为对症之良剂。此河间暑症得意之方，然于中暑神昏时，以救急为先。此方在醒后，有身热小便不利者，始称合拍。

（4）辰砂益元散

主治：此药解中暑伤寒，饥渴劳损，并酒食热毒，腹胀身疼，呕吐泄泻，下利赤白。又治妇人月水不调。此药服之，通九窍利六腑，保真元，明耳目，除燥热。空心服，乃神验之仙丹也。

组成：滑石六两，粉草一两，朱砂五钱。

用法：上为细末，每服三钱，蜜少许，温水调下。

【加减法】如热，用新汲凉水；如痢，葱头汤下；通乳，用猪蹄汤下。如催生，用香油浆下。

【审查意见】益元散即六一散加朱砂，治虚人伤暑，心悸心烦，便溺不利者。

（5）黄连香薷饮

主治：治一切暑症，身热口渴，或吐或泻，小解赤短。

组成：姜厚朴、白扁豆、香薷各五钱。内热，加黄连一钱（炒），山栀仁一钱。暑泻，加白术、泽泻各一钱。

用法：水煎服。如作丸，每服三钱，立解暑气，用青蒿汤服更妙。凡有暑气，急取青蒿汤饮之，可免中暑。

【审查意见】香薷为发汗专药，功用等于麻黄，是方治内热亢甚，而外证有恶寒无汗者可用。香薷、厚朴用量五钱，皆嫌太多，入煎剂，每药分量，以一钱半为已足。

（6）中暑闷方

治法：取扁豆叶，捣汁饮之，即愈。

【审查意见】扁豆叶花，本为清暑之上品，然鲜者卒不及得，可以青蒿与扁豆皮易之。此方只可暑日轻浅之感冒，原件为中暑闷方，非但闷字欠妥，即中暑证，亦非此方所宜。

（7）香薷四苓散

主治：治暑泻

组成：香薷三钱，扁豆三钱，姜厚朴三钱，土白术二钱，白茯苓一钱，木通一钱，滑石一钱。内热，加姜炒黄连一钱。

用法：水煎服。

（8）加味香薷丸

主治：治夏月感冒暑气，口渴心烦躁，吐泻发热，霍乱腹痛等症。

组成：香薷草四两，白扁豆二两炒，广陈皮二两，粉甘草五钱，宣木瓜二两，白术二两，白茯苓二两，泽泻二两，猪苓二两，滑石粉一两，川黄连二两，朱砂二两。

用法：共细末，炼为蜜丸，每服重三钱，临用以滚水调化，温服一丸。

【审查意见】香薷温散泄水，功力颇峻，等于麻黄，有汗者不宜用，又肠胃湿浊重者，扁豆性补，足以滞邪，宜以扁豆花或扁豆皮代之。

（9）治中暑晕眩烦闷欲死方

治法：挖地深三尺，取新汲水倾入坑中，搅浊，饮数杯即愈。（搅浊后应澄清再饮。此名地浆水，热霍乱有效。）

（10）治中暑仆地方

治法：大蒜一大把，道上热黄土搅和研烂，以新汲水和之，去渣挖开齿灌之。

（11）治热死方

治法：不可用冷水浇及饮水，用草绳盘在脐上，以路上热黄土填放在脐内，令众人以小便浇之，热汤亦可。

【审查意见】上列二方，皆简便易得，足供急救之试。路上黄土，须选其纯净而受日光久射者，用之始无贻害。

（12）治盛夏时有大热症方

治法：盛夏时有大热症，头大如斗，身热如火者，用黄芩一两，煎汁一盅，微温，一气吃下立愈。

【审查意见】无外感专因内热者，可用。如有外感，须防寒凉水伏之害。

（三）呼吸器病

按：鼻之病多矣，曰鼽鼻，寒塞也；曰齆，今所谓鼻流清涕也；曰渊，鼻液常流，而有秽气也；曰干，鼻燥也；曰齆，鼻之气虽通，而常不畅，有涕而常壅不流，甚则声如从室中出，而鼻且日肿大，色赤，可以历年不瘳，可以毕生不愈；渊则据险附嚴（严），能为外感内伤，树立旗帜，然时作时止，遇劳而发，劳复輒干，因感病来，感解亦去，此可治；其劳与感以为原因的疗法，至若鼽齆干，皆因六淫之激而成，故随外感为消长，脑漏似乎在鼻，实则病原在脑，不应隶属鼻部宜。

1. 鼻病

（1）治脑漏方此方屡验。

组成：天麻、甘松、草乌（煨）、白芷、川乌（煨）、白附子（煨去皮）、薄荷、细辛、川芎、苍术、生草、防风各五钱，全蝎三钱，雄黄二钱。

用法：用寒食面打糊为丸，绿豆大。每用三十丸，食后细嚼，葱汤下。

【审查意见】此方不能治脑漏，可治因寒湿之鼻齆齈可也。

（2）治鼻渊方

治法：用老刀豆文火焙干为末，酒服三钱，重者不过三服即愈。

（3）治鼻渊第二方

组成：陈香圆、木香、扁柏、砂仁、川芎各一钱。

用法：水煎服。

（4）治鼻渊第三方

组成：辛夷五钱，苍耳子二钱半，白芷一两，薄荷五分。

用法：为末，每服二钱。

（5）治赤鼻方

组成：硫黄（取豆腐水煮三次净）二钱，轻粉一钱，陀僧一钱，白芷一钱，白矾五分。

用法：为细末，以唾津擦，晚擦、日洗去。

【审查意见】按赤鼻有因于酒者，为酒糟鼻，忌酒之后，或可治愈。若无故而现赤鼻，乃该部组织，起特殊之变化，无善疗法，此法试用可也，惟一时因火而鼻赤者，不在此例。

（6）治赤鼻第二方

组成：硫黄五钱（装布袋内用豆腐煮），元明粉五钱，明矾五钱，朱砂五分，冰片三分。

用法：照前法擦用。

（7）治鼻中息肉方

治法：用藕节有毛处一节，烧灰存性，为末，吹患处。

【审查意见】王太仆谓息为死肉，盖恶肉赘瘤之类也，而息之训可谓生，又可谓灭。其物能不假臃肿而生，无藉溃肿而灭，潜滋暗长，如所谓息壤者，而又不碍起居，无妨饮食。巢氏云搏于血气，停结鼻内，故变生息肉。然既成息肉，莫若以手术刮去为捷，涂擦外治之法，古载虽移，而效终不确。

（8）治鼻中流黄水不止方

治法：用丝瓜近根三五寸，烧灰存性，酒调服。

【审查意见】鼻流黄水，常泄不止，如有臭气，恐是鼻渊。常服消湿浊之品，此方可备试用。

2. 喉病

按：喉科病症，其大要有白喉、猩红热、喉蛾、喉风、喉痹、缠喉、喉痈、喉癣等数种。白喉、猩红热、蛾喉、风缠喉、喉痈，属急性。喉癣、喉痹属慢性。古人分为十八种者，多将鼻舌之病，混为喉症，诚属误会，致其原因，白喉有而。一为传染性之白喉，一为阴虚火旺之白喉。猩红热则纯为疫邪毒质，传染其烈，余如喉蛾、喉风等，为风火痰痧。喉癣、喉痹为慢性顽病，斯门所列各方，对症检用，或亦不无小补云。

（1）甘桔汤

主治：治咽喉十八种病症。

组成：甘草、防风、荆芥、薄荷、黄芩、玄参各一钱，桔梗三钱。

用法：水二盅，煎一盅，食后频频咳嗽下。

【加减法】气逆，加陈皮。咳嗽，加知母、贝母。腹痛，加黄芪。咳而渴，加五味子（不切）。吐脓血，加紫菀（宜易丹皮银花）。不渴唾，加栀子。肺痿加阿胶（不切）。面目肿加茯苓。酒毒，加干姜、陈皮（应易葛花、砂仁）。发呕，加半夏生姜（易竹茹）。气弱，加人参、麦冬（此条可删）。声哑，加半夏、桂枝（非喉痛所宜）。咽痛，加牛子、竹茹（应易射干、豆根）。胸膈不利，加枳壳（宜加郁金）。心下痞闷，加枳实。目赤，加栀子、黄连。疫毒头疼肿痛，加牛子、大黄、芒硝。

【审查意见】此为呕症初起有表证之主方，其加减法中之腹痛，与气弱肺痿三条，在慢性之喉癣，经过日久者，或可审用。其余喉病，断不可用，又按仲景用半夏散及汤，是治少阴病之咽中痛，外感喉痛，桂枝非所宜。

【增订主治】治喉症初起，恶风恶寒，有表证而非白喉者。

（2）紫袍散

组成：石青、青黛、朱砂、硼砂各一钱，冰片二分，明矾、人中白（煨）、元明粉各五钱，山豆根一钱。

用法：为细末，入罐内塞口，急用二、三厘吸入喉内。

（3）治缠喉、喉痹方

组成：硼砂一方，朱砂三分（水飞），银砂一分（飞过），冰片、麝香各三厘。

用法：上研细末，吹喉用。

【审查意见】行针吹药，为治喉症必要之法则，宜备于平素，以便急时取用。

（4）飞剑斩黄龙

主治：治喉蛾。

治法：人指甲瓦上煨焦黄色，研细末，吹入喉内即破。

【审查意见】指甲破喉，锡类散用之，应加硇砂、硼砂、茜草为是。

（5）治咽喉肿疼方

主治：喉痹、乳蛾、缠喉等症。

治法：马兰花，连根采来，水洗净，捣汁。凡遇此症，男左女右，用汁灌鼻孔中，或破或消，一时见功。

（6）治喉胀咽痛方

治法：山豆根细嚼含咽。

【审查意见】按上列二方，简单可试。

（7）专治喉痹方

治法：朴硝一两，细细含咽汁。

（8）治喉痹第二方

治法：用巴豆一粒，以线穿，咽入喉中，牵出即愈。

【审查意见】朴硝有溃热泻下之功，用治热邪喉痹，细细嚼咽，当必有效。此方用巴豆穿线入喉，法既不便用，且甚危险。

（9）治咽喉疼方

治法：蛇床子入瓶内，烧熏进口内即愈。

【审查意见】此开闭涌痰之法，当有恶血痰涎涌出，则病可松。但恐其助火，不可不慎。

（10）治咽喉闭塞疼痛方

组成：芒硝一两，雄黄、大黄各一钱。

用法：上为细末，吹鼻内。

【审查意见】按此方宜内服，有清降之功，所有取嚏必要时，以卧龙丹行军散为宜，又此方可噙含口内，能消炎降热，分量以等分为宜。

（11）治乳蛾方

治法：巴豆一粒去皮，放葱孔中，男左女右，塞鼻内愈。

（12）真吹喉散

治法：蚕茧八个烧灰、飞矾二钱，鸡肫皮五个烧灰。

【审查意见】蚕茧生肌收口，似宜用于烂喉痧之腐烂者，然较锡类散则远甚，姑存备试。

（13）喉闭方

治法：用新鲜艾叶，捣自然汁，咽之。如冬天无艾，用蛇床子焙干打碎，放新烟袋内，吸烟法吸之。

【审查意见】痹者，闭也。喉中因风火痰涎，闭塞不通也。艾性温热，有热者忌用，喉痹而用是药，无异抱薪救火。

（14）破棺散

主治：专治咽喉乳蛾肿痛，喉闭等症。

治法：青盐、白矾、硇砂等分（分量不宜多）为细末，吹入喉内。如牙紧不能进药，于鼻中吹之亦可，不论大人小儿，咽喉肿痛、乳蛾等症，内服甘桔汤，吹喉破棺散，再刺少商穴，必效。（少商穴在手大指内半边去爪甲如韭叶）

【审查意见】此腐蚀法耳，吹后当唾毒涎为妙。

（15）吹喉方

治法：山楂树根皮刮去外黑皮为末，吹喉中，其水不可咽下。

（16）乳蛾吹药方

治法：刀螂子（烧）、蚕茧（烧）、鸡肫皮、朱砂各等分为末，吹喉内。

（17）治咽喉肿痛方

治法：射干根、山豆根，共末吹喉用，此方可内服。

（18）治咽喉肿痛第二方

治法：墙壁上喜蛛巢十一个烧存性，用箸头蘸点肿处，或加冰片少许。

（19）急喉一匙金

治法：山豆根皮一匙，醋浸咽下，痰退立消。

（20）治喉中生疮方

治法：百草霜、枯矾为末吹喉。

（21）通关散

主治：治乳蛾并喉内一切热毒

治法：硼砂钱，胆矾钱，共为末。青鱼胆内阴干，研细，加山豆根一钱，磁器收贮，吹患处，令流恶液。

【审查意见】上列数方，皆平平无奇，可备试用。

（22）治喉痹失音方

组成：瓜蒌皮、白蚕茧、炒甘草各二钱。

用法：为末，每服三钱，姜汤下。

【审查意见】失音在喉痹危急时，宜消痰解毒，去其滞物，而音自复。在喉痹已愈后，宜清肺养阴，热清液复，而声自通。此方不用姜汤，则可施于喉痹已愈之失音症。

（23）治乳蛾烂者

组成：人中白（火煅）三分，冰片二分。

用法：细研，吹入喉中。

（24）治喉哑奇方

组成：硼砂一两，元明粉二钱，胆星三钱，百药煎二钱，诃子肉二钱，冰片三分。

用法：共研细末，再用大乌梅肉二两，捣如泥，丸如龙眼核大，每一丸噙化。

【审查意见】此治喉头麻痹之方，可备试用。

（25）治喉内生毒堵塞方

主治：治喉内生毒堵塞，头项肿胀，危急之症。

治法：癞蛤蟆一个，白矾共捣烂敷之，干则再敷。

【审查意见】喉内堵塞，头项肿胀，非缠喉风即蛤蟆瘟，蛤蟆同矾，善拔毒质，洵外治之良法也。

（26）治锁喉风方

治法：干药花根洗净捣汁，灌下即愈。

【审查意见】干药花未详，存疑待致。

（27）附喉病预防法

莱菔菜，房上晒干，任其风雨，居家可当咸菜食之。可预防各种喉病。（以用鲜者为佳）

3. 咳嗽

按：咳嗽之症，方书最繁，实则虚实两种。实者，外感风寒，以及夏之暑，秋之燥，侵袭而发。虚者，饮食劳倦，内伤精血，并持续性外感咳嗽症，咳久而成。稽其病灶之所在，有在气管枝，及肺藏之别。在气管枝者，即急慢性管枝炎；在肺藏者，即急性真性肺炎、气管枝肺炎、肺结核等是也。论其症候，气管之嗽，声粗音壮。毛细气管之咳，兼见呼吸困难。在肺藏者，肺炎之咳嗽胸痛，呼吸促逼。肺结核之干性短咳，皆为特有之症，再议其治法。治外感有宣散、祛暑、清燥三法，治内伤，有温补、滋补、清补、收敛、消滞五法。其有兼循环、消化、排泄诸系之症者，古书所谓五藏六腑之咳也，处方亦宜增减，但此为医者之事，而兹编之目的，在病家检方自用者，似无详列之必要，查此门验方，法门不足，仍有往昔神语浮夸之说，兹为便于检方试用计，将浮夸妄言，辨之于后，而于斯方治适应证，为记载。卑用者，得所标准，至其不足之法，未另增补，及药方主治，照录于前，所以存其真面也。

（1）苏沉九宝汤

主治：治老幼素有咳嗽喘急，无论寒热，常发不已。晚间哮喘难睡者，服无不效。

组成：紫苏一钱半，麻黄、杏仁、桑皮、官桂、陈皮各一钱，甘草八分，腹皮八分，薄荷五分，乌梅肉五分。

用法：水二盅，煎八分，温服。

【审查意见】咳嗽之原因不一，绝非一方所能包治。本方苏叶、麻黄、杏仁，皆数辛散发汗之品，官桂、陈皮、腹皮，悉属温通流气之药，虽有薄荷、桑皮、甘草之清凉，而力不胜多数之辛温，究其宜治寒咳嗽，而不宜治热嗽，宜施于新咳而不宜施于久咳。再哮喘多突发于夜间，初起用之，取其宣散则可，若谓无寒热，常发不已之久咳，以之常服，必遭药害，用者总以发热、恶寒、头疼、无汗之表证，咳痰稀白、胸闷上气之里证，方为适应。若黄痰，又须审用，又按本方除去桑皮、官桂，治感冒风寒之咳嗽气喘，最为相合。

（2）治咳嗽劳症方

组成：干姜汁、水萝卜汁、蜂蜜各三斤，黑豆磨面一斤，大麦脐二碗亦不拘以多为妙。

用法：上二汁，同药共熬，约有三四斤，放入豆麦二味于内，和匀为丸，桐子大，每服四十五丸，空心开水送下。

【审查意见】生姜萝卜，有镇咳祛痰，健胃消化之功。用汁，则效力更大，又以蜂蜜之长于滋润者共熬之，所以减轻水分，则精液纯粹也，复合豆麦之滋养食品。用治虚劳久咳，确有卓效。

【订正服法】将豆麦二味打碎，化融，搅匀，为膏，每服二茶匙。因膏较丸易吸收也。

（3）治年老久患咳嗽不已方

主治：治年老久患咳嗽不已，睡卧不宁等症。

组成：杏仁、核桃仁去皮各等分。

用法：共研为膏，入蜜少许，为丸弹大，每服细嚼，姜汤下。

【审查意见】年老而患久咳，治宜温润滋养，与新感而在年壮者不同，核桃富有脂肪油，其性甘温，专能温补滋养，合杏仁之镇咳祛痰，诚为简便之良方也，又服法亦佳，务须准此，否则少效。

（4）鸡鸣丸

主治：治十八般咳嗽，吐血，吐痰，诸虚百损，五劳七伤等。

组成：知母、阿胶、冬花、五味子各五两，桔梗、人参各五钱，陈皮、马兜铃、麻黄、旋覆花各一两，葶苈子、杏仁、姜半夏各二钱，甘草一两。

用法：水煎服。

【审查意见】本方汇集滋阴、补气、宣降、敛肺、祛痰等药，杂凑成方，毫无法度，至主治症候，亦太浮夸。

（5）蜜梨噙

主治：专治咳嗽喘急等症。

治法：甜梨一个，刀切去顶、去核。入蜜于内，原顶盖上，用面包裹，灰火煨热，去蜜含梨。

【审查意见】此治燥咳之方也，即干咳无痰。或有而不利，口渴唇焦，脉浮燥而涩，或细而数等，但于喘急，终嫌力薄。

（6）治痰浊呕嗽方

治法：顶大半夏，用香油炸，炸得裂口，捞出，研末，姜汁为丸，如绿豆大，大人六七分，小儿三四分，立效。

【审查意见】半夏为温燥祛痰药，用香油煎炸，意谓香油系芝麻之油，芝麻长于滋润，所以中和燥性，使无药偏之害，此治痰浊液稠，苔腻而黏，欲饮水，胸闷而呕之嗽者有效。

（7）治久嗽吐血方

治法：大萝卜一个，切去顶，内镂空，入祭灶黄米汤令满，以原顶盖之，黄泥裹灰煨熟，服之甚效。

（8）萝卜灌蜜方

治法：大萝卜一个，切下一盖，挖空心，用蜜灌满，自早晒至晚，背露一宿，次早仍用原盖盖上，即在早晨饭上蒸熟，空心常服好。

【审查意见】上列二方，俱以萝卜为主，盖萝卜镇咳祛痰，下气消食，确有卓效。用治咳嗽，几无人不知，此方用蜜之滋润，以补养肺脏之组织，方极平稳，惟制法存疑。

（9）礞石滚痰丸

组成：大黄半斤（蒸三次晒干），枯苓半斤，青礞石（煅如金色）、沉香、五倍子各五钱。

主治：此药常服，则活新痰，逐旧痰，去百病，不生水泻。

用法：共为末，水丸，桐子大，每服七八十丸，滚水下。

【审查意见】此节齐方也，为逐老痰之妙药。气管枝扩张症，与顽固哮喘所储留之痰液，得此一扫而清，清后再理善后为妥。若以此药常服，必损真元。所注功效不切。

【订正主治】胸脘胀满，哮喘时发，苔腻，及一切奇特怪病，致有疑似诊断，多属痰饮之作祟者。

（10）治上气喘息不得卧者方

组成：广皮、桑皮、苏叶、白茯苓各等分，生姜三片。

用法：煎服。

【审查意见】此方平稳可从，但少祛痰药，加杏仁、苏子、滑石、赤苓等可也。

（11）治老人上气喘急不得卧方

组成：生姜汁五两，黑砂糖四两。

用法：水煎廿①沸，每含半匙，渐渐咽之。

【审查意见】此方辛润滑痰，甘温补肺，简切可从。但今年痧症，流行甚盛。二味皆痧忌药，宜先试痧法，取生黄豆嚼之，无生腥气者，切忌漫用。

（12）宁嗽琼玉散

主治：治一切久咳，诸药不效者。

组成：诃子肉两（煨去核），白桔梗一两，百药煎五钱，五倍子一两（炒），粟壳五钱（蜜水泡取节），生甘草五钱，乌梅肉五钱（焙）。

【审查意见】久患咳嗽，诸药不效，治宜温润收敛。五倍子含多量之单宁酸，诃子肉有没食子酸，及没食子鞣酸，粟壳有阿片之功，皆为长于收敛者。复合桔梗之开提肺气，并作中和其收敛之用。准此主治，当可期效。惟百药煎，系五倍子与茶叶酒槽拌和发酵而成，二者共用固妙，单用亦可，要之，感冒新咳，万勿轻投。

（13）治咳嗽秘方

治法：冬花、煅石膏、生草各三钱，硼砂一钱。为末，吹喉内，细茶漱下即好。

【审查意见】此方治咳，不过取石膏之收敛耳，实则石膏轻煅，不宜内服，又吹入喉内细茶嗽下即好，服法存疑，然亦未必如是之神也。总之，检方者，不宜轻试。

①　即"二十"。

（14）治肺痈方

治法：用绿橘叶洗净，捣烂绞汁，服二盅，吐出脓血即愈。

【审查意见】肺痈有急性慢性两种，其主要症候，胸内刺痛，咳则更甚，其痰稠，黏着物不易去，其色黄而浅红，名曰锈色痰。治宜杀菌败毒，清热消炎。橘叶含鸟华鸟尔西之同样成分，有消肾炎利尿之用，可消各部炎症，非仅肾也。服此汁后，脓成者则吐，肿盛者可消。

（15）治痨病阴虚久病聋哑方

治法：青蒿不拘多少，童便煎服最妙。

【审查意见】按青蒿善清虚热，童便咸寒降火，痨病之聋哑，因肺藏阴液衰少，声带干涩，由热灼津耗之故，用此滋润清降，实为正法，但病已至此，终虽望效，又就行恐系久咳之误。

（16）治虚劳咳嗽方

治法：用大藕一段，去一头节子，灌蜜令满，仍以前节合在一处，用纸封好，煮极热熟食之。

【审查意见】莲藕为通常服食之品，富有淀粉及窒素有机物等，最能营养，并有鞣酸，可以收敛，复合蜂蜜之润肺镇咳，以治虚劳久咳，有益无损，洵为简便之良方也。

（17）万应丹

主治：治远年近日，咳嗽，肺气喘急，尽夜不得睡者，服无不效。

治法：人言一两，绿豆二两八钱，用水共煮，以豆烂为度，取出人言，入雄黄末一两，同豆研烂，将取出人言研碎，放在绿豆和匀，用纸包好，外再将泥厚厚封固，俟干，火煅红，取出晾冷，去泥，再入白面四两，水和丸，如粟米大，黄丹为衣，每服二丸，凉水送下，忌食热物。

【审查意见】人言，即砒霜也。西医用为变化药，谓可促进生体之同化及异化作用，而变其营养与物质代谢之常调也。中医称其有祛痰截疟之功，但因大热大毒，故恒不用。此方与绿豆共用，用古籍载有砒畏绿豆之说，畏其制我也，是绿豆可以制砒毒，水煮火煅，专为减其毒性，黄丹雄黄，取其坠痰解毒，对于顽固性之喘嗽疟疾不患一用，惟毒性剧烈，制稍不精，贻害非浅。检方者，以不试用为妥。

【订正主治】缠绵屡发之喘嗽，痰涎壅盛者，以及顽固性之疟疾，少量内服，或可根治。

（四）消化器病

1. 痞疾

按：痞疾为肠胃病，原因于消化机转之失调，致碍肠胃之官能，小儿饮食不节，肥甘杂投，消化力疲，或宿食与肠胃液裹而聚结，或刺激实质，而起赘瘤，则壅而不同，聚而成形，久之，腹胀食少，面黄肌瘦，终成疳疾，俗谓童子痨是也。在大人多因怒后进食，或忧郁强食，精神上之冲动，饮食物之刺激，结而不散，痞积成矣。又有一种胃扩张之痞，伤寒论谓心下痞，按之濡，自觉满而不通之象，与痞积稍有差别，诊治当分新久，辨虚实，为宿食，为积血，各施对症之方。如腹胀便闭，胸脘痞闷，嗳气吞酸，口舌粘腻，为新为实者，宜消导攻下。如舌无苔，口不腻腹胀少食，面黄瘦削，为久为虚者，乃涉及肠胃组织实质之病变，必有郁血之赘瘤状物，宜于消食调气药中，加入破血逐水诸法，外贴散温散膏药，内服补正药品，庶使便积去而不至伤正，要在缓缓为之，勿求急功，本篇内服诸方，殊甚稳健，虽有稍峻之品，亦为外贴之备，斟酌检用可也。

（1）消痞神丸

组成：香附米、山楂肉各二两，枳壳、陈皮、白术各一两，半夏、厚朴、苍术、麦芽各一两二钱，木香五钱，归身四两，沉香八钱，木香五钱，乌药一两，神曲一两二钱，砂仁七钱。

用法：炼蜜为丸，桐子大，白汤下二钱半，食远服。

【审查意见】此方用香砂平胃散，加三仙之消食防腐，枳半之和胃疏滞，二香之辛温宣气，更用当归以活血液。俾结者，开而滞者散，此为疏通肠胃之停滞，促进排泄机能，恢复乳糜吸收之方也，治痞积之因于食滞者其功能专在肠胃，若无食滞，则不必用。

【增订主治】治因食滞之痞积，即肠胃部胀满，拒按，吞酸嗳腐，不思饮食者。

（2）治大人小儿痞积方

治法：水红花子为细末，以面糊和作一处，少加麝香一厘，置痞上，以熨斗烙之，数次即愈。

（3）水红花膏方

治法：水红花熬膏，入麝香少许，贴之亦效。

【审查意见】上列二方，能解一切凝滞，置于患处，藉熨斗之热度，以臻温化之功，治痞颇称合法。

（4）透骨草方

治法：用透骨草一味贴患处，一炷香或半炷香，即掀去，皮上起疱而愈。

【审查意见】透骨草，能透达筋骨之风邪，以解散凝结。用之治痛风，收效极佳。据此推其用，定可冲坚化积，贴后起疱，乃该部被其刺激之故。若用一次，起疱即愈，恐未能如是之神也。

（5）观音柳方

治法：用观音柳煎汤露一宿，五更空心饮数次，痞疾自消。

【审查意见】观音柳即河西柳，本草虽有消痞之说，然致其功用，究以透邪出表为主，用作消痞积之内服品，似嫌欠妥。

（6）皂没丸方

组成：皂矾六两，没药二两（炒出油）。

用法：枣泥丸桐子大，每服空心服七丸，七日见效。

【审查意见】皂矾祛湿化结有殊效，没药活血破瘀有专长，此治痞疾之因于血结者，其症面青腹胀，静脉怒张，服此必便黑粪，痞积渐化，须以健胃滋养之品，调理善后为要。

（7）马兰根膏

治法：采马兰根十数斤，洗净，煎水熬膏，再入阿魏末二钱，麝一分，调匀，收贮，摊贴。

【审查意见】马兰消炎化结，阿魏，臭氧穿透，开发壅塞，用以疏解凝结，最为特长，麝香通经络，散癥瘕，摊贴患处，以治寒凝之痞，最称合拍。

（8）治小儿痞块膏药

组成：生草二钱，甘遂二钱，硇砂一钱，木鳖子肉四个，芥菜三钱，鳖肉一两。

（9）神仙化痞膏

组成：刘寄奴草四两，当归、川芎、白芷、黄柏、胡连、苏木、川乌各二两，肉桂、丁香、巴豆肉、草乌各一两，大黄、蜈蚣、川山甲各三两，白花蛇一条，桃柳枝各三寸，香油二斤，浸五日。

用法：桑柴慢火熬黑，去渣，放冷，滤清，净取一斤半，再入锅内，熬至滴水成珠，下飞过黄丹三两，陀僧一两，仍慢火熬至沸止，再下黄丹八两，熬制滴水成珠，方离火，续微冷，再下乳香没药各一两，番硇砂钱半，麝香轻粉各二钱，血竭、阿魏各五钱，陆续搅去膏内，以冷却为度，候贴。

（10）阿魏膏

组成：阿魏三钱，蜈蚣三条，麝香另研三分，全蝎七个，鸡子一个，蜂蜜二两，葱白三根，皂角七钱。

用法：共为细末，用酒糟拳大一块，将前药捣和成膏，量痞大小，以红布拟贴在患处，三月如肉色发青即愈，加葱白七根，入蜜少许，捣成膏拟贴之。

【审查意见】痞疾之治法，不外内服以消导，外贴以解凝，其外治之原理，因痞积之部，血液凝涩，循环障碍。故用辛温穿透之品，以冲动该部之反射作用，使其排除有害物质，上方皆可选用，惟该部之兼有炎症者忌贴。

（11）牛黄丸

主治：专治小儿痞候

组成：雄黄一钱半，蜈蚣二条，芦荟、阿魏、天竺黄各三分，牛黄一分。

用法：为末，黄蜡一两为丸，绿豆大，每服七丸，退热，再服九丸则痞消，服十一丸则全好，鸡子清和药吃，亦可黄酒送下。

【审查意见】小儿身热腹胀，面青形羸，古称疳疾，又称小儿痞。痞疾乃其一种（疳疾又称痞疾）此方专治疳疾之有虫兼痰而内伏热者，故用雄黄、竹黄之化痰，芦荟、牛黄之清热，蜈蚣、阿魏之破积，服法宜用开水，或麦芽煎汤为是。

【增订主治】治小儿痞积，腹大青筋，痰涎填胸，时发惊痫，口唇内起白点，证明有虫积为祟，先服此方，以救其急，后腹减惊止，随其所虚而补之。

（12）番木鳖方

组成：用番木鳖一个，胶枣两个。

用法：二味捣如泥，用鸡子一个，将其打破一孔，放入药丸在内，外用纸封严。水温饭上蒸热、去壳，取出药丸，埋在地内。此蛋与小儿空心吃之，轻者服三四个，重者服五六个痊愈。

【审查意见】番木鳖，有刺激兴奋，杀虫化积之能，固矣。而胶枣鸡子，甘润滋腻，原为痞满所万禁，以助痞满之药，如何治痞积，或谓和缓木鳖之性软？其服法亦不解，暂予存疑。

（13）治小儿面黄肚大痞积方

用法：黄蜡和鸡肝煮良久，取起，只吃肝。三五服即效。

【审查意见】各种动物之肝，皆含有不少之维他命，为吾人体中营养之要素，取服以补不足，极为合法。黄蜡外敷，能软坚消炎，内服或亦同功，方甚平稳，足值一试。

（14）小儿痞疾方

组成：水萝卜二两，黄酒糟二两，皮硝二两，栀子五个，连皮生姜五钱。

用法：共捣如泥，用布包覆患处，干则又换，三五次愈。

【审查意见】此民间相传贴痞之验方也，其功用为温散解凝，清凉消炎。皮硝栀子，可减局部之血压，酒糟生姜，能化痞疾之凝滞，贴三五次，则渐佳境，须以健胃药善调之。

（15）水红花叶根方

治法：用水红花连根、叶同用，熬成膏，摊贴效。

（16）透隔清凉羊肝散

组成：白术、苍术、莪术、水红花子、头发烧灰等分，共为细末。

用法：羊肝一具，以竹刀割去筋膜，切片勿断，将药末掺匀在内，合定饭锅上蒸熟，与儿食之，甚效。

【审查意见】此方择药不纯，非特主治笼统，即实际亦无所补。惟其立意，为消补兼施。以之用于善后，嫌其峻烈，施于痞积，反能留滞，其内外消导之法，前已不少，兹当订正，为善后之用。

（17）苍白术方

组成：苍白术各三钱，白扁豆五钱，焦三仙各三钱，白茯苓三钱，五谷虫五钱，生薏仁三钱，榧子三钱。

用法：上研细末，每服一食匙，日三服。

主治：痞疾将尽，腹胀已愈，面黄羸瘦，胃呆神倦。

【订正意见】此方，苍术、扁豆、五谷虫之健胃，即以三仙之消导者佐之，使补而无腻滞之害。榧子有进食杀虫之功效，用于小儿，最为相宜，服一料则食增，二三料可形肥，若煎为汤，则效不确。

2. 脱肛

脱肛者，肛门之括约筋弛缓也，有全身衰弱，及局部脱肛之别。全身衰弱之脱肛，即古所谓气虚下陷，宜补气提升之，局部的脱肛，不关全体之虚弱，只因湿热侵犯大肠，致成泻痢，积滞未净，大便不爽，治宜外熨敷托诸法，若一见脱肛，便认为虚，补中十全，任意杂投，鲜有不偾事者，所当辨而明之。

（1）参耆汤

组成：人参、黄芪、白术、当归、生地、白芍、茯苓、升麻、桔梗、陈皮、甘草。

用法：水二盅，姜三片，枣三枚，煎八分，食前服。

（凡脱肛出门不收者，用热尿洗之，再用烤热鞋底揉进。）

【审查意见】此方用四君物，加黄芪以补气，升麻、桔梗、陈皮以调气升陷，用治脱肛之全体衰弱者可也。又热尿熏洗，热鞋底熨，其原理为藉热气，以与奋肛门括约肌之收缩，虚者有效。

【增订主治】久泻久痢，身体衰弱，面黄食少，精神倦怠，而肛下脱者。

（2）香油外泡法

治法：先用香油涂上，次以明矾煅研末涂上托入。如年久者，用荷叶煅热托入。

【审查意见】此收肛门扩约筋之外治法也，先以香油润泽之，次以明矾收涩之。年久者恐不胜任，用富有鞣酸之荷叶，俾肛门扩约筋不弛缓，则肛门可升矣。

（3）蝉蜕调敷法

治法：蝉蜕为末，用菜油调敷立效。

【审查意见】蝉蜕能化湿浊，以治湿热之脱肛，如肛门有灼热痒感，用此托之，有效。

（4）治暴痢脱肛方

主治：治暴痢脱肛。

治法：以生铁二斤，水一斗，煮五升，去铁，将汁洗之。

【审查意见】暴痢脱肛，多因湿热浸润，及肠内积滞所壅之故，宜服泻剂，使滞去便爽，则肛不脱矣。

（5）治大人虚冷脱肛不收方

治法：蜗牛一两，以猪脂调和，敷之立效，桑树上蜗牛更效。

【审查意见】蜗牛，即带壳之大蜒蚰也。其治风热之脱肛，以及痔疮之肿痛，《本草》早有明文，存之备用。

（6）温托方

治法：五倍子八两，白矾一两，水煮极烂，盛桶内熏之，待温，以手托入必收，或研为末，置之热鞋底托之，亦收，再服参芪之剂则痊。

（7）治大人小儿脱肛流血方

治法：杏仁炒，捣作膏，敷之，即效。

（8）治小儿脱肛方

治法：苦参、五倍子、东壁土等分。煎汤洗，再用木贼末上之效。

（9）五倍子末方

治法：五倍子末敷上即愈，煎汤洗亦可。

（10）生姜汁方

治法：生姜汁，鸡毛扫上自收。

（11）蜘蛛末方

治法：蜘蛛烧为末，敷上亦效。

【审查意见】上列数则，简便可试。原夫脱肛之理，为肛门扩约筋之弛缓，外用熏洗，当可解决。不必小题大做，反招不适。但脱肛之暂时易升，而次回之不脱颇难。欲求根本治愈，内服之药，不可尽发，如全身虚弱者，补以升之，肠有停滞者，通以疏之，此治脱肛之大概也。惟生姜汁涂，定有刺激，宜慎用。

3. 脾胃病

饮食失节，未有不伤脾胃者。脾胃一伤，元气必耗，阴火上冲，气高而喘，身热而烦，最忌苦寒，宜用甘温。劳倦伤脾，宜用补中益气汤，甘温之剂以补之。饮食伤脾，宜用枳术等丸以消导之。

脾虚少食，不可攻伐，惟宜补之。肾虚不能化食，宜需补肾。饮食或伤，元气未败，或兼湿热，宜用枳实、黄连泻之。若病稍久，元气必虚。阳气不充，阴寒为祟，宜服甘温之剂。饮食劳倦，损伤脾胃，始受热中，末传寒中，故始宜清热，终宜温补。肝挟相火，有泻而无补，肾为真水，补而无泻。水者先天之本，旺则阴精充而奉上，故可永年，则补肾为急矣。土为后天之本，土衰则阳精败而下陷，故当夭折，则补土为急矣。

薛立斋深明此理，多以六味汤壮水为奉上之剂，兼以补中益气汤扶土，为降下之方。

【审查意见】古医所言之脾胃，统包消化器与消化液而言，胃主纳谷，脾主消谷，谓胃为受纳之器，脾则指化学的消化，与理学消化是也。研究古人之立言，当揣其原意，而以时代性之新语词更正之，是今日研究中医应有之法度。专尚攻古，宁不为过。凡人日常维持我身之生命，摄取外界食品之复杂化合，经物消化后，变为单纯性之简单物品，以充补体质组织之消耗，供精力发生之运用。若饮食少进，则营养缺乏，体中各脏器，悉受其累。故曰：土为后天之本也。

阴火上冲，其理二：因体中之血液减少，全身之血液，皆猥集折上，集中全力，以保护身体中央机关之脑、心、肺，此即戴阳是也。一因副肾内分泌液之发生变化，使血上升，上为充血，而下为贫血。二者又因上部之充血，故气高而喘，阴火上充之义也。

物理学家，有热力化能之说。古籍称消化曰"熟腐水谷"，又曰"补火生土"。热因火生土，指肠胃是非热不能熟腐水谷，即无热不能消化水谷也。故曰：忌苦寒，宜甘温。

因饮食之刺激肠胃实质，始而发炎，继而肠胃组织薄弱，蠕动力不振。故曰：始受热中，末传寒中。始宜清热，消胃炎也；终宜补振机能也。肾虚不能化食之说，虽似妄诞，然有应研究之点。

（一）古医所言之肾，有指精囊者，非泌尿器之肾也。

（二）精液之生，其根本原料，是否取材于食品。

（三）食品之消化，是否有精液之需要。

上之三点，皆有相当之关系与理由，良久以人之生理，是整个的，是互相的，非各个的，亦非独立的。精液固取材于食物，而精液减少，全身衰弱，影响于消化机能之不良，间接的受其牵累，此肾虚不能化食之义也。

虽超越前人，不免温燥却精，自清叶氏发明养胃阴一法，治斯病者，较有正规。如胃虚不能纳者，在始用苦味健胃法，继用清甘养阴法。如食后腹胀嗳气吞酸，消化力弱者，芳香健胃法，即东垣法也。准是以施治，虽不中不远矣。

（1）人参大健脾丸

主治：调理脾胃之圣药也。

组成：白术三两二钱（去芦饭上蒸），人参一两，白茯苓一两六钱，陈皮一两六钱，枳实八钱（饭蒸），神曲八钱（炒），川连八钱（姜汁炒），稻谷芽八钱（炒），吴茱萸三钱（汤洗），归身六钱（酒洗），青皮四钱（酒炒），木香三钱，白蔻仁四钱。

用法：老粳米煮荷叶汤，丸桐子大，每服二三钱。

【审查意见】此方消补兼施，温中健胃，治饮食少纳，及消化不良者，有效。又：丸剂不如改散为佳。

（2）水芝丸

主治：开胃健脾，补虚益损，途中行路，带之最好。

治法：建莲肉去心十二三两，酒浸一宿，用大雄猪肚一具，洗净，留肚中油勿去，入莲肉，以线缝固，用水并前酒煮极透。取出晒干为末，蜜丸桐子大，空心服二三钱，温酒下。

（3）猪肚莲肉丸

治法：将蒸熟猪肚同莲肉捣烂为丸。

【审查意见】猪肚为猪胃，即近世所倡之脏器疗法也。健胃当然有效。

（4）资生丸

主治：滋益元气，保护脾胃，王道之药也。

组成：人参、炒神曲、炒薏米、炒白术各三两，山药、麦芽、白茯苓、炙草各二五钱，白蔻、川连各三钱半，芡实三两五钱，橘红二钱（有痰用），藿香五钱，山楂一两，白扁豆一两，泽泻三钱半，桔梗五钱（不咳不用），莲肉（去心）一两。

用法：水煎服。

（5）土露霜

主治：治老人脾泄最宜

组成：炒白术二两，陈皮一两五钱，莲肉四两（去心），炒薏仁四两，糯米一升（炒），绿豆一升（炒熟，量宜减半），糖霜（量加），陈米锅焦一升（炒）。

用法：为末，收贮，每用二三钱，滚水调匀服之。

（6）芡实散

主治：久服延年，身轻，不老。

组成：芡实粉、金银花（不切）、干藕各一斤。

用法：蒸熟，晒干，为末调服。

【审查意见】芡实、莲藕皆为食品，磨粉久服，作营养强壮药颇佳，若伍银花则偏清凉，非常食所宜，"轻身不老"之名词尤为玄妄。

（7）老人小儿健脾良方

组成：小山楂肉去核、大麦粉去皮炒热、白高粱米炒熟各一斤。

用法：和匀一处，每用一两，入白糖少许，滚水调服。

【审查意见】麦粉与高粱米，为日用食料之大宗。凡此等方，施之于平素则课，施于治病，则不足也。

（8）保和丸

主治：此药调脾宽胸，消痰进食，大人小儿俱宜常服。

组成：白术（去芦蒸）一斤，广皮、厚朴（姜炒）、炒苍术、炒麦芽各八两，炙草、山楂肉各六两，莱菔四两。

用法：为末，米汤丸，绿豆大，食远服一二钱。

【审查意见】佐川军神效，宜改煎服。

（9）破郁丸

主治：治男女嗳气，胸闷不通者。

组成：醋香附、栀子仁各四两，枳实、槟榔、莪术、醋青皮、瓜蒌仁（去油）、苏子（炒）各一两，姜连二两。

用法：水丸桐子大，每服三十丸。

【审查意见】此消导达郁之方也，或因精神之感动，或因宿食之停滞，致气机不畅，胸闷嗳气，故用此解郁之剂，然宜改为汤服或散料，又栀子性寒，无热者不宜用。

（10）治伤米食积方

组成：白面一两，白酒曲二两。

用法：炒为末，每服二匙，白汤送下。

（11）治食鸭肉不消方

治法：糯米汁顿饮一盏即消。食物过饱，用马牙硝一两，吴茱萸半两（此药不能化消食积）。煎汁，投硝，乘热食之，良久未转，再进一服效。食鱼脍及生肉不化，马鞭草捣汁饮之（此属古方不知效否姑且存其说）酒积食果腹胀，用肉桂（不如用砂蔻）饭和为丸绿豆大，汤下五七丸，酒积用桃奴不拘多少，酒服三钱。酒肉过饱，盐花擦牙，温水漱

即下消。（煎服焦三仙为宜）

(12) 补中益气汤

主治：治形神劳倦，或饮食失节，劳役过度，虚损，身热而烦，头疼，或恶寒，而渴，自汗，无力，气吼而喘。

组成：蜜黄芪一钱半，人参一钱，白术一钱，当归（酒洗）、陈皮、甘草各一钱，川柴胡、绿升麻各五分，酒黄柏三分，川红花三分（二味非原方所有），上挫姜三片，枣一枚。

用法：煎服。

【加减法】如汗多，去升麻柴胡，加酸枣仁一钱，夜不能睡亦如之。如头疼加曼荆子五分，川芎一钱。如喷嚏者，加白芷、川芎。有痰加贝母、前胡各一钱。如吐泻加煨白芍（宜易灶心土），泽泻、茯苓各一钱。如心胸觉痞闷，去黄芪、升麻、柴胡，加枳实六分（再宜加郁金、姜黄连五分）。如咳，加桑皮一钱，五味子十五粒。如头疼，加白芷一钱，葛根、升麻各五钱。如心态不宁，加茯神一钱，远志七分，炒枣仁一钱，菖蒲七分，柏子仁一钱。如饮食少纳，或伤饮食，加神曲、麦芽、山楂、枳实各一钱。如心脾二经有火，口干舌燥，加黄连、山栀各五分。如胃中湿痰，加半夏一钱。如梦遗，加龙骨、牡蛎各一钱。如虚火上炎，加元参、知母、黄柏。如下部无力，加牛膝、杜仲各一钱。如脚软，加木瓜一钱，防己五分。如有痰或兼脾胃不和，加半夏、麦冬各一钱（不切）。如阴虚内热，有痰，或上焦有火，加贝母、花粉各一钱，枯苓八分，川连六分。如血热壅，甚眼赤，加龙胆草八分。如寒风寒，头疼身热，加防风、川芎、白芷各一钱，羌活七分。汗多，加黄芩一钱（宜用浮麦、白芍）。眼痛，加菊花、熟地。身热，加生地。如大病后，元气未足，而胸满气短，加橘皮、枳实、白芍。

【审查意见】补中益气汤为兴奋健胃剂，因胃肠衰弱，食思不振，致肠胃之消化吸收分解等能力，完全减退，多有泄泻、脱肛者，病所谓中气下陷是也。吸收作用既逊于排泄，则体精必逐渐消耗，影响于心脏。而心脏必勉营其循环之职责，加紧工作，以保原状。斯时因血流循环之障碍，此倦怠发热之所由来也，即古医所谓阳气陷入阴中之证候。综是而论，本方之主治，自当以虚弱性之肠胃症为主体，今查加减法中，以此方包治万病，确有未当。

4. 呕吐

呕吐有三：（一）神经性呕吐，即因郁怒，肝气上逆也。（二）胃热呕吐，胃腑发炎也。（三）胃寒呕吐，胃之理学的消化薄弱，不能送食物于肠也。治法，神经性者镇逆法、调气法，因热者消炎法，因寒者温疏法，或通便法。俗以呕吐为有寒无热误矣。

（1）治虚寒呕吐饮食不下方

治法：用细辛去叶五钱（太多），丁香二钱半为末，柿子蒂汤下一钱。

【审查意见】虚寒呕吐治诊断，当追其是否惯食生冷与清凉品，并有脉搏缓急，舌苔白而不渴，所吐多系原料，酸味不甚者。

（2）治胃热呕吐方

主治：治胃热呕吐，手足心皆热者

治法：半夏姜汁炒干，葛青、竹茹、生草加姜枣煎服。

【审查意见】热呕吐治诊断，除有其他治热象外，所呕吐之物，别有特异之酸臭气，用此方不切。

（3）治饱逆不止方

治法：荔枝七个，连皮烧灰存性，为末，白糖煎服。

【加减法】如病后饱逆不止，刀豆子烧灰存性，白汤调服。

【审查意见】食后饱逆，当分常习性，与一习性。每食必饱逆，为胃之张缩力不强，气机不舒，故逆上作声。若偶尔食后呃逆，是因胃内偶感食物之刺激，引起收缩之现象，此可不治自愈，即常习性者，当服帮助消化药品而已，二方存之备试。

（4）治食后吐酸水方

组成：干姜、吴茱萸各二两。

用法：为末，酒服方寸匕。

【审查意见】吐酸水，是胃酸过多，即胃中湿热浸淫。治宜兼以清热，干姜、萸若易川连，盖左金丸，止呕甚效也，原方药品太热。

（5）治食物作酸方

治法：萝卜生嚼数片效。

【审查意见】凡食后烧心作酸，以及胸痞闷涩，心下腹满，消化不良等症，嚼生萝卜，甚效立见，洵为简而可贵之方也。

5. 吞酸

（1）黄连汤

组成：茅苍术、川黄连、广陈皮、制半夏、炒神曲、云茯苓各一钱，砂仁、淡茱萸各钱五分，生甘草三分。

用法：水煎服。

【审查意见】此治吞酸之通方也，惟砂仁茱萸分量太重。

（2）遇仙丹

主治：专治邪热上攻，痰涎翻胃，呕吐吞酸，酒虫气血积，诸般痞满食积，肿满，二便不利，妇人女子面色萎黄，产后癥瘕，误食铜钱银物等症。

组成：白丑头末四两（半生半热），白槟榔一两，茵陈、白术、醋炒三稷、猪牙皂角（炙）去皮尖各五钱。

用法：为细末，醋糊丸，绿豆大，每服三钱，五更时冷茶送下，天明看去之物。此药有疾去疾，有虫去虫，不伤元气，不损脏腑，效验如神，小儿减半，孕妇忌用。

【审查意见】此为破结逐水之方，白丑逐水，有特长。稷皂破结擅专力，凡因停水宿食而现心腹胀满，吞酸嘈杂等症，始宜服之，若有虚羸之象者，不宜妄用。

（3）治倒饱心胃疼痰火症方

组成：陈石灰、白面等分。

用法：蒸热为丸，大人三钱，小儿减半，凉水下。

【审查意见】倒饱，即后饱，为消化不良之特征。宜服香砂养胃丸，或单煎三仙。石灰能治胃酸过多，及胃之酸酵过甚，但有腐蚀性，虽用陈者，亦须水澄数次，卑其放散热，雾始无流弊之虞。

（4）清郁二陈汤

主治：治呕吐吞酸水，心胃疼痛、嘈杂等症。

组成：黄连、半夏、香附、茯苓、山栀子各一钱，白芍七分，甘草三分，川芎、枳实八分，神曲（宜加竹茹），姜三片。

用法：煎服。

6. 心胃疼

按：刺大陵、曲泽、三里，先刺公孙为主。俗谓心胃痛者，即胃胀作疼也，方书咸载有九种，气、血、虫痓、寒、热、悸、饮食、痛是也。其实气滞血瘀，为疼痛之总原因；寒热虚实，又为诊断治法上之大目标；似不宜别立病名，致多生歧。故诊察胃疼者，当审其宿食虫祟，与瘀饮之分，再触其痛部之是否拒按，以定虚实。则检方有准，而治可效也。

（1）治九种心痛方

主治：治九种心痛，并小肠疝气神效。

组成：广砂仁、广陈皮、醋香附、荔枝核（炒）、小茴香（炒）各一两，炒枳实一两五钱，木香三钱，沉香五钱。

用法：上为细末，面糊为丸，桐子大，每服二钱，空心黄酒下。

【审查意见】此治因于食滞之胃疼方也，当有吞酸嗳气之兼证，若在初得，胃胀发炎之际，宜用泻心法，本方则嫌温燥。

（2）治诸般虫咬心痛方

主治：治诸般虫咬心痛，腹内有虫。

组成：槟榔、百部各一两。

用法：水三盅，煎服，其虫或出或化。

【审查意见】胃疼之属于虫者，其痛必时剧时止，剧则切痛不堪，患者容貌有恐惧之状，可先用试法：以川椒一二粒，含口内，如确系虫，则痛立缓。此方亦可煎服。

（3）治胃脘痛方

组成：杏仁二两，红枣三个去核、胡椒十个。

用法：共捣烂，再加五灵脂一钱为末，黄酒调服即愈。

【审查意见】此方调气通瘀，祛寒缓急治，治胃痛之间歇性者，亦有小效。杏仁不如易香附为是。

（4）治心痛方

组成：广木香、制没药、制乳香、五灵脂、孩儿茶、高良姜各五钱。

用法：为细末，每服三钱，男人黄酒下，女人烧酒下（俱应黄酒下或沸水下）。

【审查意见】此方偏于通瘀，治胃部刺激痛者，有效。

（5）治胃痛瘀滞方

组成：银朱、乳香、没药二钱，松香一两。

用法：上为细末，先用滚水挑半匙，放水内，即时取出为丸，黄豆大，每服二丸，烧酒下。

【审查意见】胃痛果属瘀滞，乳没二味，当可奏效。若是虫症，用苦辛法，亦能建功。银朱松香，不宜内服，慎之。

（6）治男妇胃脘疼痛方

主治：凡男妇胃脘疼痛，不论老少，一切俱治。

治法：高良姜、香附米各等分，同用醋泡七次，为末，姜汁调，加食盐少许，服之即效。

【审查意见】姜附散，为治胃寒疼痛之妙方，若有口渴舌燥治热症者，忌用。

（7）治胃气痛方

治法：延胡索（炒）研末，用三五分，防守心内，以舌舔，滚水送下即愈。

【审查意见】本草"延胡索"下，有"心痛欲死，急觅延胡"之文。因延胡非特通瘀，且能消食，为治一切疼痛之妙药。盖即通则不痛之义，然须舌苔厚腻，舌质紫暗，证明有食滞血瘀者，始能投之不误。

（8）治心疼方

组成：乌梅七个去核，红枣八个去核，杏仁十个去皮尖。

用法：共捣成膏为丸，如鸡头子大，每服一丸，热酒下，或盐汤亦可。

【审查意见】此治神经性胃痛之胃酸缺乏者，故用乌梅以增强酸汁，大枣和缓神经之拘急，杏仁宜易木香为佳。

（9）治胃寒胃痛方

组成：胡椒、荜茇各五钱。

用法：共为末，醋调捏作饼子，重一钱，每服一饼，含之，白水送下，即效。

【审查意见】此方与前姜附散同意，治因寒之胃痛而消化障碍者有效。

（10）治胃腹急疼者方

组成：高良姜、川厚朴、五灵脂各等分。

用法：为末，每服一钱，醋调服。

【审查意见】胃腹急痛，恐系该部发炎，灵脂厚朴，有通瘀之效。而良姜为温热与兴奋剂，不宜用于炎症，若胃部急痛拒按，以去良姜为妥。

（11）治心疼欲死方

治法：百草霜二钱七分，用小便调服即愈。

【审查意见】百草霜即灶内及烟炉中之墨烟也，古谓其有止血散瘀，消积化滞之功。但于本症，是否必效，尚难确定，惟须用燃草木而成者为妥。如燃煤炭者，万不可用。

（12）治寒气心疼青筋等症方

治法：古石灰滚水澄三四次研末。

【审查意见】石灰为制酸药，消寒之力甚大，必用陈者，水澄数次，不现雾气，始无腐蚀之性。

（13）枳缩二陈汤

主治：治痰涎在胸膈上，攻走腰背，呕哕大痛。

组成：砂仁、半夏、陈皮、香附各二钱，广木香（另研）、草豆蔻、干姜、姜朴、茴香（酒炒）各八分，甘草三分，延胡索八分，姜三片。

用法：水煎，入竹沥木香同服。

【审查意见】此方辛温疏气，芳香健胃，治痰似不周到，惟呕而痛，无热象者，可用之。

（14）九气汤

主治：治膈气、风气、寒气、夏气、警气、喜气、怒气、山岚瘴气，积聚痞气，心隔气痛，不能饮食，时发时止，攻急欲死。

组成：粉甘草二钱，水二盅，姜三片。

用法：煎八分服。

【审查意见】通则不痛，古有明文。香附郁金，能开气血之凝滞，始一切凝滞之疼痛者有效，主治名词，殊觉欠当。

（15）治孕妇心疼方

组成：醋炒胡索二钱，当归一钱，制乳香五分（研末），甘草一钱。

用法：水煎，调乳香末服。

【审查意见】此为通血之方，治胃痛有效，已受孕者不宜用。

（16）沉香至珍丸

主治：治男妇一切受寒心痛，两肋胀满。

组成：海沉香、公丁香、广木香各二钱，醋青皮、广陈皮、川黄连、蓬莪术、花槟榔、乌梅肉（焙）、巴霜（去油）各五钱。

用法：上为细末，面糊为丸，黍米大，每服十丸，姜汤下。

【审查意见】此祛寒疏气之剂，巴霜不宜太重，以配一钱为足。

（17）桃灵丸

主治：治妇人一切血气心疼甚效。

组成：五灵脂一两（水淘），川乌（醋灸去皮灸干）二钱，延胡三钱，桃仁泥、软防风、制乳没各三钱。

用法：醋和丸，桐子大，每服二十五丸，姜汤下。

（18）失笑散

主治：治妇人产后心疼。

治法：蒲黄（炒）、五灵脂（酒研淘去砂石）各等分，为细末，醋调二钱，熬成膏入白汤半盏化服。

【审查意见】此古方也，治妇人一切血瘀之痛甚效，先哲解者颇伙，兹不赘。

（19）治胁下刺痛方

组成：小茴香一两，炒枳壳五钱（面炒）。

用法：为末，盐酒调服二钱，神效。

【加减法】胁肋痛，用白芥菜籽水研敷，附针穴，支满、章门、外开。

【审查意见】胁下刺痛，为肝胃郁血之特征，枳壳调气，固亦可用，而茴香不若易以郁金，芥子调敷，是吊炎法，须防刺激过甚之弊。

（20）治胁痛方

组成：川黄连一钱（姜炒），柴胡一钱半，当归一钱半，醋青皮、桃仁各一钱（去皮尖），枳壳八分，川芎七分，酒芍一钱，红花五分，甘草三分。

用法：水煎食远服。

【审查意见】此疏肝和胃之药，治胁肋疼痛，当必有效。

（21）治急心疼方

治法：山羊血一分，烧酒化下。

（22）治胃气冷疼方

治法：白砂糖五钱，生姜一片，煎水热服。

【审查意见】砂糖缓急化痰，生姜温通祛寒，治胃冷久痛者有效。

（23）治胃气疼秘方

主治：预治施人，最有功效。

治法：五灵脂一两（使水飞去沙晒干米醋调膏晒干），沉香末三钱（沉水者佳不见火），麝香一分，母丁香三钱（去皮取仁），巴豆三钱（去壳去膜去仁内之仁再去油如白霜者）。端午前各制度好，矣至正午时，用米醋打糊为丸，如萝卜子大，每病者付以三丸，先用一丸，含在口中，勿咽下。如疼止，即不必用，若不止，再用二丸。

（24）治妇女腹疼昏晕欲死良方

治法：酒白芍、五灵脂、木通各等分，每服五钱，醋水各半盏煎服。

【审查意见】俗谓女人以血为主，其病多瘀，而腹痛昏晕，尤为瘀热上攻之证，白芍有沉降性能，镇神经之拂逆，五灵治瘀，木通通滞，洵简便之良方也。

（25）治九种心疼方

治法：用真祁艾灸大拇指，男左女右，五次，屡效。（备试）

7. 伤食

按：右寸浮紧为伤食，古医之所经验也。然则伤食之诊断，以右浮紧，果能据为确当而不疑耶？曰：否。伤食之致病，多能自知，询其既往症，不难鉴定，此其一。所现症候，大概消化器症特多，此其二。或问右寸浮紧，毫无凭乎？是又不然，亦在四诊之综合而已。至若因食中毒，当隶于中毒项下。伤食类伤寒，不过为内伤于食，而外伤与寒，绝非仅仅伤食。且未因食中毒，即起种种外感之症，伤食症之范围，只以碍及消化器者为限。

（1）行气香苏散

主治：治内伤生冷，饮食厚味、坚硬之物，肚腹胀满，外感风寒湿气，头疼身热，憎寒，遍身骨节，麻木而痛，七情烦恼，欲食不下，心腹气痛。

组成：制香附一钱，川芎片一钱，麻黄一钱，羌活八分，枳壳八分，甘草九分，台乌药一钱，广陈皮一钱，苏梗二钱。外感风寒，加葱白三钱；内伤饮食，加山楂建曲，如湿加苍术。

【审查意见】此方之适应证，为外感寒邪，煎有头痛胸闷，气滞不舒之现象者，主治项下，云治内伤生冷，饮食厚味、坚硬之物，肚腹胀满等诸证，与方药丝毫不合，不可妄试，此方宜列入感冒项下。

（2）山楂丸

主治：能消食健脾胃，小儿尤益。

治法：将山楂蒸熟去核，捣烂，蜜糖合丸，不拘时，白糖下。

（3）保和丸

主治：专治食积酒积。

组成：山楂肉十两，姜半夏、橘红、白茯苓、神曲、麦芽、连翘、莱菔子、川黄连各二两五钱。

用法：为细末，蜜丸桐子大，每服钱半，白水下。

【审查意见】伤食证，停滞之物，在胃内发酵腐败，致胃壁亦因以发炎，方用连翘川连以消炎，陈皮苓菔以防腐，且可制止发酵，山楂曲麦以助胃消化，配合尚有法度，此唐宋以后之良方也，前方单用山楂一味治伤食轻证，亦能见效，惟蜜糖和丸，不如神曲糊丸为妥，因曲有制止发酵之效耳。

（4）治食粽子伤者方

治法：白酒药一丸，加木香少许，共为末，黄酒调服。

【审查意见】白酒药，不知是何物，更不知如何能消粽子，按粽子以米裹成，食之太过或不适，停积胃内，妨碍消化，宜从消米面法，取麦芽之属，方可。

（5）治食索粉凉粉停滞者方

治法：杏仁二十个去皮尖，捣碎，滚白水泡饮即消。

（6）治食糯米面食难化者方

治法：神曲三钱（炒），为末，酒调服，或米饮亦可。

（7）治食牛肉伤或腹满者方

治法：干稻草，水煎浓汤服之（此方未必有效）

（8）治一切肉积胀痛方

治法：神曲（炒）研末，以草麦芽煎茶，送下神效。

（9）治酒毒方

治法：葛根切片细嚼，或煎汤服，又止渴解热。

【审查意见】按酒性燥，质酒湿，酒毒病症，血分有热，酒气熏蒸也。胃肠有湿，酒质浸润也。故治酒毒之法，辛凉以清其热，苦温以燥其湿，斯为确当。葛花有解酒毒之效用，方中葛根，谅属笔误，又葛根为表药，其解热者，治阳明表证之热也，勿得概以解热泛言，特此附记。

（10）治食肉不化方

治法：南山楂子煎汤服效，入药内煎亦妙。（不如用山楂肉、麦芽、神曲、砂仁等）

8. 腹痛

按：诊查腹痛，当分痛部之分脐上脐下，病原之有形无形，以及病机寒热，体质虚实。脐上痛者，躲在肝、胃、十二指肠。脐下痛者，则全系在肠。徐灵胎谓腹痛总不离乎肠胃，诚为见到之言，其有形之原因，如蓄血、食滞、癥瘕、蚘蛲、内疝，并平素嗜好成积之类。无形之原因，如寒凝、火滞、气阻、营虚，及夏秋湿热之类是也。审色脉之衰旺，察病机之寒热，究其原因而治之，虽经数载之腹痛，亦不难迎刃而解。查此门所列各方，仅有气滞、寒凝、食积、血瘀之方，他未之及。

（1）开郁导气汤

主治：治一切腹痛

组成：苍术、香附（童便制）、川芎、白芷、茯苓、滑石、栀子（炒黑）、神曲炒各一钱，陈皮、炮姜各五分，甘草三分。

【审查意见】此方泛而不切，非腹痛专方，又方中易去川芎、白芷、炮姜、甘草，加木香、砂仁、台乌、白芍、吴茱萸、黄芩、郁金等二钱能有效。

（2）治串肠风方

主治：治串肠风，满肚内走痛有声。

治法：车轴眼内泥为丸，桐子大，红土为衣，每岁一丸，滚白水送下。

【审查意见】此方用意，以车轴之环转流利，取治回旋不通之病，貌似近理，实无裨益。盖肚内走痛有声，是肠鸣症，宜行气利水，自可治愈，若服此油腻土质，必反增剧。

（3）治腹硬如石方

主治：治腹中有增，痛如刀刺，坚硬如石。

治法：商陆根捣烂蒸熟，用布包定，乘热熨痛处，如冷再蒸熨，以痛止为度。

【审查意见】痛如刀刺，是血瘀之证，坚硬如石，乃结甚之征，商陆主用逐水，热熨亦可消滞，但不如内服桃仁、归尾、赤芍、桂心等为佳。

（4）治九种心痛方

主治：治九种心痛，一切腹痛。

组成：黑丑、白丑、胡椒、绿豆、杏仁各六十个。

用法：面糊为丸，黄豆大，男七女八，或姜汤黄酒下。

（5）治绞肠痧方

治法：盐一撮，置菜刀上烧红，淬入水中，乘热饮之即愈。

【审查意见】心胃痛，与腹痛，症虽不同，而治则有连带之关系，上方逐水消寒，不论胃痛腹痛，果系寒水为患，俱可试用，后方止呕吐有效。此二方不应列于本门，古医籍中，有以病为名者，有以症为名者，病症二义，混淆不清，故今日之虽以划分，姑仍其旧，以存原编之陈迹。

9. 虫症

按：肠寄生虫之类有二，一绦虫类，分有钩绦虫、无钩绦虫、广节裂头绦虫三种，二圆虫类，亦分三种，蛔虫、蛲虫、十二指肠虫是也。治虫之法，先将肠内容排泄尽净，即服杀虫药以毒之，继服泻下药以逐之，忌甘甜肥腻之饮食，须辛苦酸涩之药品，其预防方法，不洁之物，未沸之水，切不可少许入口。至其症候，或腹痛，或胃痛，痛发于突然，时有间歇，诊断之最可靠者，为检查大便，有否该虫之卵，若发见虫卵，则以虫治之，查斯编仅有蛔虫、寸白虫两种，乃原编者之未备，姑仍之以存其真。

（1）楝陈汤

主治：治小儿蛔虫，蛔虫出口有三般，口鼻中来大不堪，如或白虫兼黑色，灵丹从服病虽安。

组成：苦楝根皮二钱，广陈皮一钱，制半夏一钱，茯苓一钱，甘草五分。

用法：水二盅，生姜三片，煎八分，空心服。

【审查意见】此方系二陈汤加苦楝根皮，二陈汤，为治痰饮之方，杀虫之力极微，仅恃楝皮，虽期成效，宜加槟榔使君子雷丸等药。

（2）治寸白虫方

治法：锡灰、槟榔各二钱，雷丸一钱。如小儿不能服丸者，将前药三分，用鸡子一个，烧半熟，待温，入内调匀。煮熟，令儿食之，大便下有脓血，即其验也，忌腥冷等物。

【审查意见】寸白虫，即蛲虫也。专下卵于肛门之外，小儿肛门发痒，见有无数白虫丛聚集者，即收也。治法之最简切者，莫如灌肠，此方凑三味杀虫药，须视小儿体质之强弱为断。

（3）榴皮槟榔方

组成：酸石榴根皮、槟榔打碎各五钱。

用法：水三盅，煎一盅，一日不可食茶饭，临睡时服，用此药在上半月服效，下半月不必服。打下虫用棍子缠住，勿令断了。

【审查意见】此方榴根、槟榔皆杀虫之药，与上不同。

（4）木香槟榔方

组成：木香、槟榔等分。

用法：为末，每服三钱，白滚水送下，服药后饮一碗，温芝麻茶，其虫尽下。

要除根，再照前一服，永不发矣。

【审查意见】此亦杀虫之药，但饮温芝麻茶，不若服蓖麻油，以排泄其大便切当。

（5）治腹内虫方

组成：乌梅一个，老姜二片，榧子十个，花椒十四个，黑糖少许。

用法：煎服，虫尽出矣。

【审查意见】此为治虫症之通方，无论绦虫、蛔虫、蛲虫，虫俱可试用。

10. 泄泻

（1）治腹泻初起方

组成：细茶二钱，烧核桃仁五个，生姜三钱，红砂糖三钱。

用法：水煎服。

【审查意见】此方治清晨泄泻者，颇可，以有温饮之性也。

（2）立止水泻方

组成：车前子一钱，泽泻一钱，姜厚朴一钱二分。

用法：为末，滚水调服。

【审查意见】厚朴治腹满，水泻有腹满之征者可用。

（3）止久泻丸

主治：治久泻诸药无效，一服自愈。

组成：黄丹一两（水飞），枯矾一两，黄蜡一两。

用法：将蜡熔化小铜杓内，再以丹矾二味细末投入，乘热为丸，如豆大，每服二钱，白汤下。

（4）枯矾丁香方

组成：枯矾一钱，公丁香五分。

用法：共为末，黄酒服。

【审查意见】泄泻之病理，因肠胃失却消化吸收分解之力，故治新泻，当去所以妨碍肠胃之原素，治久泄，当促其吸收，增加其分解，帮助其消化之功能，饮食尤宜无刺激而易消化者，是以久泻无卒愈之理，上二方皆止涩之药，久泻尚可一试，新泻万不可用。

（5）治泻方

治法：夏月赤甜瓜太多，以致泄泻不休，用樟州好橘饼一个切片，作二次方茶盅内服（可酌配益智仁）。

（6）交感丸

主治：治妇人久泻

组成：香附子半斤（水浸一日）炒，白茯神四两（去皮木）。

用法：炼蜜为丸，弹子大，空心服一丸，滚白汤下。

【审查意见】按此方治泻证不切。

（7）治饮酒不能食方

主治：治饮酒不能食，但饮酒即愈。

组成：嫩鹿茸（酥炙透，旋炙旋削）、肉苁蓉（酒洗，去鳞甲）各一两，麝香五分。

用法：为末，陈仓米和丸，如桐子大，每五十丸立效。

【审查意见】饮酒不能食，是有酒癖，素所习惯使然也，此方是否能去酒癖，未曾经验，不敢武断，但就药理而言，亦不确合，且不宜列入此门。

（8）治饮酒过多泄泻方

治法：花粉一味捣烂，袋盛，洗去浆晒干，每用白糖调服一钱，和白蜜少许服，兼治吐血症（清湿热之意）。

（9）治脾虚泄泻方

主治：治脾虚泄泻，老人五更泻。

组成：黄老米炒三合，净莲肉三两去心，猪苓五钱，炒泽泻五钱，木香一钱半，土炒白术五钱，白砂糖一两，煨姜二钱。

用法：为末，每服三钱，空心汤下。

【审查意见】此方温补脾胃，有促进乳糜吸收之功能，但无消导药，恐补而有滞涩之害，拟佐楂曲较妥。

（10）治腹胀吐泻方

主治：治腹胀吐泻，日夜不止，诸药不效，此气脱也。

治法：益智仁一两，煎汤服之立效。

【审查意见】此症多系中寒，中气暴脱，益智温饮收缩，颇为切合，然须有四肢逆冷者方妥。

（11）治老少脾泻久不愈神方

组成：饭锅粑四两，莲肉（去心）四两，糖四两。

用法：研末，和匀，每服三五匙。一日二次，食远下。（稳健可用）

（12）健脾丸

主治：治久泻，每早泄泻一二次，此为脾虚泄泻，用此补养脾胃。

组成：土炒白术、白茯苓、炒故纸各二两，炒小茴、煨肉蔻各一两，广香木五钱。

用法：生姜煮红枣肉为丸，桐子大，空心白汤服二三钱。

【审查意见】每早泄泻，为肠胃虚弱不能统摄之证，方中苓术以壮肠胃，香蔻兴奋气机，小茴温暖，故纸补摄，如能持久服之，必有相当疗效。

11. 噎

按：噎膈反胃，每误认为一症，不知食物难下，而终能下，为噎，食物不能入为膈，食物已下，良久复出，为反胃。噎膈由于七情郁结，素嗜饮酒，痰涎阻塞，食道或贲门，生有癌性之小结，所谓食道癌、贲门癌是也。反胃系中阳式微，或幽门痉挛之故，故经云，三阳结谓之膈，又云一阳发病，其传为膈，仲景云，朝食暮吐，暮食朝吐，宿谷不化，名曰胃反。徐氏云，噎膈之症，必有瘀血、顽痰、逆气阻转胃气，宜用消瘀去痰、降气之药，或可望其通利，诚为见到之言。至胃反之治，应温中调气，又治噎，不宜过用香燥，因肠胃已结，津液枯槁，故滋阴液，宜为当妥，查此门验方，以开关之方为多，可暂而不可常，须审慎用之。

（1）治噎膈开关方

治法：白硼砂一钱半，青黛一钱，好沉香一钱，为细末，三味收贮听用。白马尿一斤，白萝卜一斤取汁，生姜半斤取汁，共入铜锅内熬成膏，每服膏三茶匙，加烈药末一分酒下，一日三服，可以开闭。

【加减法】如反胃，用黑驴尿一斤换白马尿。

【审查意见】噎膈病原，多因素嗜饮酒，及忧愁抑郁，致津液不行，食道贲门渐渐发生小结，所谓食道癌、贲门癌是也。治法首宜开闭，次宜滋阴或可挽回危殆，硼砂软坚化结，青黛苦寒泄火，沉香辛温疏气。气不逆，则病可缓，三汁皆通滞化痰之品，尤以马尿降浊甚妙，用以作噎膈之开闭药可也。（用马尿太多，须防其中毒）

（2）治噎食膨胀效方

治法：五六月用老姜二三斤或四五斤，盛在竹箩或麻袋内，浸在粪缸内七日取出，洗净，竹刀刮去皮切片，空中吊着阴干为末，每服三钱，火酒调下，不过三服痊愈。

（3）三神膏

主治：治一切痰膈食膈效方。

组成：黑炒糖一斤，连皮老生姜一斤。

用法：二味共捣成膏，入瓷罐内封固，入干燥黄土地埋七日，取出，每日和滚汤服。

【审查意见】上列二方，一独用姜，二兼用糖，即辛开甘润之义，其在胃寒轻浅之征，不无小效，若病已成，断难为力。

（4）治噎膈方

治法：蜣螂滚的粪弹一个，又要选粪中有白如子大者，将弹少破一顶，盖住，火煅大黄色存性，不要烧焦，入麝一分，儿茶二分，金丝黄矾三分，朱砂春二分、夏四分、秋六分，并将弹为末，空心烧酒调下。如觉饥，用大小米粥渐渐少进，一日二三次，不可多食，一日一碗足矣，多则病复发不可救，忌生冷厚味。

【审查意见】蜣螂，即推屎虫，用其所滚之粪，以治食物不下之噎膈，虽属想象之作用，然一味单方，气死名医，每有不足轻重之物，竟能治愈大病。况又合儿茶之善破积血，麝香辛窜开闭，窃意颇有一试之价值，不可漠然视之，金丝黄矾，为黄矾之产于波斯，击破中有金丝文者。

（5）治膈症

组成：制半夏一两，制姜一两（粪坑中浸七日），硼砂三钱，五谷虫五钱，制南星一两（牛胆汁浸七次）。

用法：共为末，每月空心服三钱，灯心汤下。

【审查意见】此在初起之际，探险壅滞，而无热者可用。

（6）八宝丹

主治：治膨胀噎膈，瘫痪等症。

组成：真番卤砂、朱砂、雄黄、胆矾、轻粉、硼砂各五钱，硫黄、水银各三钱。

用法：共为细末，入阳城罐内，下盖铁灯盏，用铁丝缠定，外用盐泥封固，放炭火内煅五炷香，三文二武，冷定取出，每服三丸，滚水送下，五六服即愈。

【审查意见】按噎膈即食道癌、贲门癌由渐而进，其所生之结，不易消散，此方破血化结，软坚解凝，或可消散癌性之结节，结节除则食下，再用调中滋阴，以善其后。在学理上推测，此方应当有效，惜编者尚未曾试用耳。

（7）虎肚散

主治：治噎食病神效方。

治法：蟾酥一两（同葱捣烂白面包内火煨熟），姜朴十五两，红芽大戟二两五钱，赤金二钱。放煎银罐内，用硫黄末将金化碎，用虎肚一个，其肚内之物，不可倒出，将各药共为粗末，入虎肚内，放在贴锅内，用大火煅炼成灰，研极细末。年少者，每日清晨用无灰热酒冲服三分，十日共服三钱。年大者每日清晨用无灰热酒冲服五分，十日共服五钱，即愈。

其饮食用粳米煮饭热时，将柿饼切如米粒大，止用半碗，下在饭内，又复蒸烂食之，以大好为度，鸡汤水并气怒劳碌房事，如渴极时，汤水少用。

【审查意见】虎肚即虎胃，古称治反胃吐食，然得甚不易，姑存之以备参考。

（8）治翻胃噎食不能咽下即吐者方

治法：鸭子肫内黄皮三个，焙干为末，作一服，烧酒调下，三日服一次。

（9）专治翻胃方

治法：马蛇儿即野地蛇串子数条，公鸡一只，笼着饿一日，只与水吃，净他肚肠，将马蛇儿切烂，或拌米与鸡食之，取粪焙干为末，每服一钱，烧酒送下。

【审查意见】上方用鸭肫皮与鸡内金功同，虽不能肩予重任，但性平稳，又易取得，颇便平民备用。此方用马蛇儿经鸡食消化后之渣滓，或可消积降浊，修制不难，存之试用可也。

（10）黄芩半夏生姜汤

主治：治癌翻胃。

组成：黄芩、芍药各二钱，姜半夏八钱，生姜四钱，炙草二钱。

用法：水三大盅，枣一枚，煎服。

【审查意见】此仲景之治太少阳合病下利而呕之方，是症借用，治肝胃气逆。

（11）治翻胃噎膈方

治法：用初窑石灰入锅内化开去渣，只取其清水熬干，刮下炒黄色者最妙，牙色亦可用，净瓷罐收贮，黄蜡封口，勿令泄气，过一二年者无用。凡人三四十岁内外，健壮者用四分，稍弱者用二分，只以好酒调服，能饮者三四盅任量饮之，如回食哽咽，年深或吐虫或下虫即愈，不吐不下，遇发在服一次，不发不必服，自然痊愈。

【审查意见】石灰即酸化钙，为有力之杀虫剂，及反酸药，据此理推，当治胃酸过多之呕逆，类似噎膈者，又或可腐蚀癌症之结节，所云吐虫下虫是又知虫攻扰之难进饮食者，所当辨而明之。

（12）治膈气不下食属火者方

治法：用芦苇根五两，剉碎，水三盏，煎二盏，去渣，温服，代汤饮。本草云芦苇开胃降火，治噎膈其根不用浮露者。

（13）神援目露丹

治法：一富人病噎，梦僧与之汤，因而住寺遇僧，果与汤饮，问之，乃干糖糟头用六两，生姜四两，捣成饼，或焙或晒，每两入炙草二钱，研末，每服二钱。沸汤入盐少许，不拘时代茶服，至愈时。

【审查意见】仅就此方而论，不过调胃而已，可用。

（14）八尼金

主治：治噎膈等症。

组成：牛黄、狗实各一分，辰砂、明雄各二分半，全蝎一个，巴豆仁一粒。

用法：为末，每服八厘，好烧酒半盅点着，搅匀，吹减服。

（15）治噎膈翻胃呕吐等症方

治法：大块鲜姜一斤，入粪坑内，泡四十九日，取出洗净，用柴火烧成炭研末。每服三钱，白滚汤水调下，隔三五日再服神效。

（16）仙傅膈食方

组成：雄羊胆、雄鹅胆各一具，雄精二钱。

用法：共为末，入猪胆内，悬阴处一日，阴干，取用，每服四五丸，即开闭通饭。

（17）黄马尿方

治法：黄马尿治膈，服下立效。

【审查意见】噎膈，大症也，在将成时，疏导和胃，或可收功。若已成，任何药物，亦难为力，上列数则，皆为开闭之方，病势既难必愈，则不妨取之小试。

12. 疝气

按：中医所称之疝气，即西医所谓之赫尔尼亚（hernia）之一部。赫尔尼亚者，任何内脏之一部，由其原处之囊壁凸出，皆称为赫尔尼亚，故赫尔尼亚，不仅限于腹内各脏，脑肺等脏，亦能有之。而疝之意，实指一切少腹急痛，及偏坠阴囊肿胀而言。此症多现于腹股沟，即腹之极下部两旁、股之上部及脐等处所凸出之脏腑，则因其地位而异，然不外网膜、小肠、大肠、阑尾、胃及膀胱等，虽然，此尤广义之疝气也，若今之所谓疝气者，大半指肾囊一部而言。

疝气之病因，约可分为二，一为先天性，二为后天性，但此二种，皆与睾丸下降时有关，盖胎儿见时期，睾丸原生于腹内，至六七月始渐渐下降，大概于胎儿九月时期，乃脱出腹部，而入于阴囊中。当睾丸下降时，有一部分之腹膜，随之落下，而成囊形，此腹膜囊口，在常人于产时，已经封闭，或不久亦可封闭，如尚未封闭以前，或肠或网膜之挤入，即先天性之疝气成矣，然先天性之疝气，其原因虽伏于胎儿时期，但胎儿生后，不必即显病状，甚有迟至成年者，若该囊虽已封闭，然于封闭之处，欠缺健全之组合，则必成一弱点，不堪受腹内压之增高，故于咳嗽震荡，及大小便之失调，与夫过胖等因，皆可使内压增高。此增高，即可使腹内脏之由弱点而突出，此后天性之疝气也。中医向有七疝之名，准此病理，当亦知所自矣，再究其治法，中医视为寒症，多用温暖流气，实则兴奋该部器官，使之上升耳，最慢惯用者，小茴香是也。然小茴香，家种者无毒，野生者有毒，三二钱即可致命，用时务宜详谨，至极重无可如何之时，以手术疗法为佳。

（1）治疝气神方

组成：山楂肉、炒枳实、炒小茴、炒桃仁、柴胡、粉丹皮、八角茴香（炒）各二两。

用法：为末，面丸桐子大，每服五十丸，空心服。

【审查意见】疝气治法，除气虚下陷，应用升提而外，余则统宜破气消寒，如橘核、青皮、茴香、乌药之类。此方有山栀丹皮之清血药，桃仁之破血品，应施于肾囊、睾丸红肿，而有郁血之象。八角茴香，即茴香子之自番舶来者，实大如柏实，裂成八瓣，一瓣一核，大如豆，黄褐色，有仁，味甜。小茴香，味茴香子之小者，又莳萝之别名。莳萝为菜类，功能理气开胃，治寒疝，斯方既有八角茴香，当用莳萝为是，至茴香莳萝之温药，与丹栀之清药，其差量，须以临床见证为准。

（2）荔枝核方

组成：荔枝核一两（炒黄色），小茴五钱（炒）。

用法：为末，黄酒调服三钱，空心服。

（3）草果方

治法：草果一个，去皮打碎，煮酒中热服，出汗即愈。

（4）鸡蛋壳方

治法：抱出鸡蛋壳烧灰，为末，每服三钱，老酒下。

【审查意见】疝气有先天性者，本不可治，所可治者，皆后天性者耳，俗以疝气多系寒症，故草果小茴，久为治疝气之家常便饭，用之亦往往有效。其抱出鸡子之壳，何以能治疝气，究否有效，须待试验。

（5）治疝气肿者方

组成：大茴、小茴、川棟肉、广木香各三分。

用法：上共打碎，砂锅内炒香，再入连须葱五根，水二盅，用碗盖定，滚五七沸，入酒二盏，再滚三沸，去渣，放食盐二分，热服出汗愈。

【审查意见】疝气肿者，是否红赤高胀，若果红赤，应加丹栀胆草之清凉，如不红赤，而肿胀，应以此方为准则。

（6）治疝气肿重方

组成：荔枝核四十九个，陈皮九钱①，硫黄四钱。

用法：为末，盐水打面糊为丸，绿豆大，痛时空心酒服九丸，不过三服效。

【审查意见】颓疝治法，应兼用提升药，如补中益气之类，编者按，硫黄非治疝专药，宜去之。

（7）治疝气偏坠方

主治：治疝气偏坠，痛不可忍。

组成：槐子（炒黑色）一钱。

用法：为末入盐少许，黄酒调服。

【审查意见】不如外包熨为捷。

（8）荔枝核第二方

组成：荔枝核炒黄色。

用法：为末，每日三分，黄酒下。一方加小茴五钱。

（9）丝瓜络方

组成：丝瓜络烧灰。

用法：每三钱，黄酒下。

【审查意见】二方皆疝气普通验方，洵可试用。

---

① 原文为"陈皮分分"。

（10）治小肠疝气疼欲死者方

组成：杏仁（去皮尖）、小茴香各一两，葱白烧干五钱。

用法：为末，每服五钱，嚼核桃肉咽下。

【审查意见】小肠气疼，所谓消除那个赫尔尼亚，顷刻有致生命之虞，此方是都能效，须经试验。

（11）治肾子阴肿疼痛大如升方

治法：马鞭子捣烂敷之。

【审查意见】马鞭子亦消散之功耳，应配伍蒲公英尤佳。

（12）治疝气年久不愈者方

组成：飞罗面四钱，白干面八两。

用法：捣匀，醋和为丸，桐子大，每服五七丸，小茴汤下。

【审查意见】此方性属温下，虽服五七粒，巴豆之成分无机，但虚者亦不宜漫用。编者按：此方治大便秘结者，非治疝气专药。

（13）治疝气偏坠方

组成：大茴香（炒）、萝卜子（炒）各五钱，

用法：共为末，加朱砂一钱八分，作丸服，每日盐汤下一丸，九日愈。

（14）治阴囊肾子肿大方

治法：灶心土三升，放锅内炒热，加川椒小茴香末各一两搅匀，将肾囊坐在上面，冷则再换，如是三次即愈。

【审查意见】凡鱼口便毒，及肾子肿大，初起时，宜用外熨法，但以无红赤者为准。

（15）棉花子仁汤

棉花子仁煎汤洗之自愈。

（16）治小肠疝气阴间湿痒成疮方

治法：吴茱萸二两，分四份，酒、醋、盐、童便各浸一

份，晒干，南泽泻二两为细末，酒糊丸，桐子大，每服十丸，盐汤下。

【审查意见】小肠疝气，阴间湿痒，皆湿热下注所致，吴茱萸性温，化湿有效，惟与热证不宜，如治有热者，加川柏、知母各一两，较为平妥，又疮面上，宜撒以滑石粉，洁净包裹为要。

（17）治疝气囊肿方

治法：田间青蛙皮贴之即愈。（按：此方是有消炎之法）

【审查意见】疝气是赫尔尼亚之一部，其肾囊胀大，乃因内脏突出之故，所以肾囊之内，系实的，而非空的。囊肿亦有，但不尽为囊肿，青蛙皮是否能使内器之上升，尚待实验。

（18）艾灸方

治法：将第二足趾对缚，用簪头大艾炷，从大指二指头上合缝处灸之立愈。

【审查意见】灸之效用，能与兴奋该部之神经，使其由传达的而呈远作用，温通血液，使其局部地，而生遍体的血液畅行，此法谅必有效。

（19）灸大敦穴方

治法：用艾灸足大指肉甲相连之处二三壮愈，乃大敦穴也。

（20）治小儿木子木疝方

治法：在肿处尖上，用艾灸一壮即消。

【审查意见】小儿木子木疝，不疼不赤，坚硬而冷，乃受风寒所致，艾灸患处不如热熨法较妥。

（21）治小儿外肾作肿方

治法：石蟹一枚，以醋磨之，频擦即消。

【审查意见】小儿肾子肿大，但审其是否为虫蚊所咬，若非咬则但以寒疝偏坠作治，石蟹咸寒消炎，患处无红肿不宜。

（五）全身病

1. 火症

按：身体之热量，有一定之温度，太过则热，不及则寒，造温度机能亢进，散温机能失职，则内热充斥而患热病，散温机能亢进，造温机能失职，则官能弛缓，而患寒病。然热度之增减，每与血液为消长，即充血时，温度亢进，贫血时，温度不足。全体之病理如此，局部之病理亦如此，国医之言肝火、脾火、心火、肺火、肾火者，其理可知矣。火症本无独特之可能，盖因自有火热之原素在，施于体壮实火之病，固有桴鼓相应之效，若虚火体弱者，寒凉败胃，每致不救，此宜审慎者一，凡治某脏之火，即当在某脏之专效药上注意，选择三二味，以简精中肯为要，万勿任投凉药，随笔摇来，此宜注意者二。知此二者，尤须在证候上，详加审核，庶无实实虚虚之弊。

（1）上清丸

主治：治上部烦热生疮。

组成：南薄荷三两，乌梅肉二两，儿茶五钱，硼砂三钱，元明粉五钱，百药煎五钱，片脑三分，白糖五两。

用法：为末，水和丸，芡实大，口内噙化。

【审查意见】此方治口舌生疮，噙化尚可，若热毒面疮，恐力不足。

（2）治口疮牙血方

主治：清头目三阳之火，治风热上攻，发渴咽痛，口疮牙血并效。

组成：黑元参八两，南薄荷五两，荆芥穗五两，苦桔梗八两，生草八两，归尾八两，熟大黄八两，陈皮八两，酒芩八两，炒枳壳八两，川芎四两。

用法：水丸桐子大，每服一二钱。

【审查意见】风热上攻，头目昏眩，口舌生疮，上则烦渴引饮，下则便秘溺赤。此方既有薄荷、芥穗之宣散，复有大黄、芩、壳之通利，余则活血调气，滋液沃火，配合之妙，洵足可取，若欲改服汤剂，各药以一钱为极量。

（3）神穹丸

主治：治一切上焦火，积热风痰壅滞，头目赤肿，咽喉不利，二便闭涩，亦能磨酒食诸积。

组成：黑丑、滑石各四两，生大黄、生黄芩各二两，黄连、川芎、薄荷各五钱。

用法：水丸，桐子大，每服五十丸。

【审查意见】此古方也，三黄清热，黑丑化积，治热症腹满，便溺不利有效，但体质弱者慎用。

（4）大金花丹

主治：解诸热脏腑伏火，明目消肿，止头疼牙疼，口舌生疮。

组成：黄连、黄芩、黄柏、栀子、山菊花俱炒各等分。

用法：水丸桐子大，每服十丸，温水下。

【审查意见】此方大苦大寒，泻热之力甚大，宜施于三焦实火，而有上述诸症，又须有烦渴之热症，方可一用。至其明目者，泻火之功也，勿谓其能明目而概用之，又菊花不宜炒。

（5）泻黄丸

主治：治脾家伏火，唇口干燥，发热做渴。

组成：藿香叶七钱，黑山栀一两，煅石膏五钱，生草二两，防风四两。

用法：用蜜酒炒香，为细末，水丸桐子大，每服二钱。

【审查意见】泻黄之定义，以中央属脾土，其色黄，泻黄，即是泻脾，此等神立术语，姑置不论可也。方中宜修正者，石膏不宜煅用，煅则失却清热之本性，不宜酒炒，酒炒则嫌过温，为末蜜丸，若蜜炒则不合法。

（6）泻白丸

主治：治肺火为患，喘满气促。

组成：桑皮（炒黄）、地骨皮各一两，炙草五钱。

用法：水丸桐子大，每服二钱。

【审查意见】泻白，即泻肺耳，吴鞠通云，上焦如羽，非轻不举，故治上焦之病，宜取清轻为是，此方颇得其旨。

（7）泻赤丸

主治：治心经蕴热，小便黄赤，或成淋漓，口舌生疮等症。

组成：生地、木通、生草各等分。

用法：水丸桐子大，每服三钱。

【审查意见】所列主治，与方确合，但宜改为汤，不宜和丸。

（8）泻青丸

主治：治肝经实热，胁乳作痛，恶寒发热，大便秘结，烦渴饮冷。

组成：当归、川芎、胆草、山栀仁（炒黑）、煨大黄、羌活、防风各三钱半。

用法：水丸，桐子大，量服。

【审查意见】胁乳作痛，寒热往来，又现大便秘结，烦渴饮冷，悬系肝火之症，方用胆草栀子，专泻肝火，复合和血、通利、宣风等药，对症施之，必收良效。

（9）预防热疮方

治法：夏月常煎金银花代茶饮，免生疮毒，且清内热之症，作丸更妙。

【审查意见】金银花，固为解热散毒，性质和平之良药，但亦不宜固定常服，尚须诊察证候。酌量需要与否为是。

（10）治发热口干方

治法：鸡子清三个，白蜜一匙，和匀服之。

（11）治心经留热烦躁方

治法：梨汁一碗，顿服即愈。

【审查意见】鸡清和白蜜对于慢性阴虚津亏之发热口干，颇为有效，若阳明病之发热口干，自有适应之专方，似无服此之必要。且鸡清和白蜜，粘腻殊甚，颇不适口，又梨汁治烦躁，亦与上同。若痧秽初郁，口味不开，脉象涩滞，当透达痧秽，不宜顿服梨汁。

2. 流火

按：流火者，在外膜，无其归也。在内则有五行，心肝脾肺肾之府。行于膜外者，游注无其止，故为流而不住，到处则为害矣，在皮内则滞，滞则同血而滞，则成疮疡之患。在皮虞者，则为赤为热为痒落，有关节处则肿而痛，治法宜散火清凉之剂，自能化皈成变矣（原文）

【审查意见】流火者血行速率不匀，而生不定性之局部充血或郁血症也。故在内则为诸脏器之肿大，或生内痈。在外则为赤肿疮疡，关节肿痛，总为充血或郁血之象。治宜整调血行，疏通经络，原文词意不明，大有莫知所言之慨。

（1）治流火方

组成：当归、川芎、生地、防风、防己、芍药、杜仲、续断、苍术、白术、木瓜、牛膝、独活、乌药、没药、海桐皮、威灵仙、川草薢各一钱，甘草五分。

用法：水煎空心服。

【审查意见】流火之症，原不一致，而且部位有别，轻重各异，临床时，当就清热活血，疏滞中，酌处方剂，岂能杂凑众聚，固定为法乎，此方杂乱无章，不可轻服。

（2）治流火兼风症方

组成：酒当归、茅苍术各钱半，防风、防己、续断、川牛膝、独活、杜仲炒去丝各钱二分，乌药、海桐皮、海风藤、草薢各钱，地榆钱二分，甘草。

用法：水煎服。

【加减法】虚加人参，腰疼加知母、黄柏。

【审查意见】流火兼风，大概为炎性痛风病，此方活血利湿，祛风调气，治关节或腰腿疼痛有效，但少清热之药，应加丹皮、木通、银花、蒲公英等为是。

（3）治妇人流火

组成：当归、陈皮、半夏、地骨皮、川黄柏、川黄芩、苦桔梗、台乌药、粉甘草各钱，地榆钱二分。

用法：姜枣煎服。

【审查意见】古代医者，胃男子以气为主，女子以血为主，故治妇人诸病，动谓与男子有别。然据现今实质之考察，男女之在生理上，除生殖器局部不同而外，余则相等。在病理上，除月经胎产之特有治疗外，余则亦与男子相同。此旧日之成见，所宜打破者也。此方调气、活血、化痰，治流注结核颇可。无论男女，皆可服之，何必专指妇人乎？

（4）治流火诸般肿痛

治法：韭菜地内蚯蚓粪，伏天收者佳，为末，高醋调涂患处。

【审查意见】蚯蚓消肿，古法也，可备试用。

（5）赤小豆方

治法：用赤小豆为末，鸡子清调涂患处，次用清茶调服二钱。

【审查意见】赤豆利水消肿，鸡清清热定痛，治炎症颇验。

（6）葱白方

治法：葱白一把，盐一撮，捣烂涂患处。

【审查意见】葱白之消肿，辛温通滞之功也，患部不变皮色，而发痒者为宜，若红赤肿痛，则不必用。

3. 虚劳

按：虚劳与痨瘵，原不相伴，然确有连带之关系，盖虚者多病痨，痨者无不虚也。古医虽有傳尸痨之分，而与虚痨，往往混淆不清，所当略为剖析，以别界限。虚劳之症候，虽极复杂，然其病理，实基于体质之慢性衰弱，因而发现种种之症象，不比痨瘵之有结核菌也。古人论虚劳，有上损下损之分，根据五脏，专尚补益，惟日日服药，而病日增，盖不知原理之过也。本病症候虽杂繁，阴虚阳虚，可以尽之，阴虚者，周身细胞之实质，及细胞中之水分不足也，阳虚者，细胞分裂动作之功用不足也。脉细、皮寒、食少、泄泻前后，水浆不入，五虚迭现，非温补无。脉数、骨蒸、头眩、颧红、遗精、盗汗、水分不足也，非滋补难愈。然此药物疗法，不过帮助生理上自然疗法之能力，使其渐复健康，主要者为调饮食，慎起居，若专恃药物，恐胃藏虚弱，化源将绝，故治虚劳，切勿急急服药，兹编所列方剂，颇有足供采用者，各就方下附明。兹不赘。

（1）加味坎离丸

主治：治饮食少进，头目昏花，耳作钟鸣，脚力软酸，肌肤黄瘦，身肾水，上降心火，中补脾胃，添精补体，强阴壮阳，杀九虫，通九窍，补五脏，益精气，止梦遗，身体轻健，甚有效验。

组成：人参、二冬、菟丝饼、牛膝、肉苁蓉、山萸、杜

仲、巴戟、小茴香、当归、白茯苓、黄芪、五味子、川椒、
木香、黄柏。

用法：为细末，煮酒炼蜜为丸，桐子大，每五十丸，盐
汤下。

【审查意见】此方重用黄柏，滋阴清热，苦味健胃，又
集参芪二冬之补益强壮，巴戟、川椒之兴奋气机，治血液不
足，神经衰弱，为病后体虚，及慢性衰弱培补之剂，惟主治
中有吐痰咳嗽，胃脘停积手足厥冷等症，殊属欠妥。

【订正主治】治气虚自汗，神经衰弱，头晕目眩，（属
脑贫血）耳鸣重聪，腰腿疲软，梦遗腹痛，以及心悸怔忡
等。又按，九虫即蚘虫、白虫、肉虫、肺虫、伏虫、胃虫、
弱虫、赤虫、蛲虫也。本方用黄柏、川椒，有杀虫之效，余
皆厥如，然二味合于群药，其功已有建树，难期杀虫之功。

（2）治吐血咳嗽虚劳等症方

治法：上好红小枣二斤，黑糖斤，芝麻油四两，三味合
一处，揉匀，不见油星，作一料，磁盒盛，早晚一二两，开
水下。

【审查意见】三味皆滋润和缓药，惟红枣久服，易生齿
痛，及消化障碍之证。

（3）治男妇五劳七伤方

主治：治男妇五劳七伤，诸虚百损，瘫痪等症。

治法：肥母鸡一只，不要出血，用绳缢死，去净毛，用
竹刀剖开，取出肠肝连屎，不可入水，急用阴阳瓦焙干，烟
尽为度，可重六七钱研末，分为三服，黄酒调下。至大重
病，不过二三只即愈，如兼咳嗽气喘者，用麦冬一斤去心，
水煮成膏，陆续服之更妙。治瘫痪，将鸡倒放砂锅内，坐一
酒杯，重汤煮熟，杯内有自然汁，不拘多少，兑无灰酒服之
即愈。

（4）雌雄鸡方

治法：鸡雌雄二只，绳缢死，滚水去毛，竹刀剖开，剃去五脏不用，将鸡骨打碎，放在瓷盆内蒸，不须出气，蒸六个时辰为度，取汁服之神效。

【审查意见】用鸡以治虚羸，不过藉鸡肉之补益耳，其不用刀以绳缢死者，意谓使血液充分浸渍，多摄其营养成分故也。兼咳嗽，加麦冬以润肺，配合尚有法度，主谓可治瘫痪，不解其意。总之，病至虚羸，绝非无情草木所可治愈。食品，营养动物，滋补为治虚劳最要之法也，但其功甚缓，不可急求速效。

（5）坎离丸

主治：专治男妇虚劳等症。

治法：黑豆炒研末、红枣煮熟去核，共捣泥为丸，桐子大，每服三钱，盐汤或酒汤下。

【审查意见】科学说明曰用新本草，内载其友人某君，削瘦至极，难以望生，后有某僧，令其日嚼黑大豆五粒，常嚼不辍，竟能到老不倦，盛称黑大豆之功效云。按：黑大豆，含植物性蛋白质极多，为补益之上品，古人谓其黑色属水，大可补肾者此也，合红枣之甘补，足可增偿体中营养成分之缺乏，自汗盗汗者，盐汤下，脉沉弱，心脏衰弱者，黄酒下。

（6）治男妇咳嗽成劳方

此药当茶汤服，其效如神。

组成：黑芝麻、藕粉、山药、黏黄米面、白砂糖、建莲肉。

用法：共为细末，每日早晚，不拘多少，水冲服。

（7）专治虚劳一切等症方

组成：白花藕粉、白茯苓、白扁豆、川贝母、莲肉、白蜜等分，人乳另入。

用法：为细末，每用一两，滚水冲服。

【审查意见】吾人日常必须之主要营养素，蛋白、脂肪、含水炭素，实占重要位置，盖藉食物以摄取此等营养料，为培偿体中之消耗，并资发生精力之用，苟体中是等成分缺乏，则身体逐渐尪羸，是即虚劳致死之原理也。上二方为通常服食之品，富有蛋白，含水炭素、脂肪等，轧末内服，足可滋补体质，而增营养，故曰：可补虚损。但此类物品，与饮食同，务必须在日常饮食上主义。常见人有节食而多服药者，殊甚谬误。

（8）治气虚血弱饮食减少方

治法：莲子不拘多少，去皮酒浸一宿，入猪肚中水煎烂，捣成膏，炙干为末，酒和为丸，桐子大，每服五七十丸，食前温酒下，或不丸，日常煮烂食之。

【审查意见】莲子之主要成分，为蔗糖、淀粉、脂肪油、蛋白等，蔗糖、淀粉、脂肪油故为补益之上品。中国旧说，谓有燥脾止泻补虚损之功，对于饮食减少，陷于虚象，及病后体元未复者，可建奇功。生破去心，任意嚼食，不必如是修制。

（9）浮萍丸

组成：干浮萍、天花粉各等分。

用法：共研为末，人乳为丸，桐子大，每服二十丸，不拘时米饮下，日服三次，三日见效。

【审查意见】此方主治功用，未经注明，就余之见，治发热口渴，其热型为日中至半夜不热，自夜半子时后，则渐渐热潮，以至黎明，或辰巳时，则热渐下，至日中，则不热。逐日如此，循环不已，此为炭气郁遏，无力放散，必待日中阳最盛时，方能透发，热度乃减，即古所谓阳为阴藏是也。刘潜江称浮萍发汗而无伤津液之害，佐升发郁阳，放散痰浊之用，特于上述热型，尤为必须之品，曾试有效，附记以供研究。天花粉更能清热止渴，人乳养阴退热，准上主治，用之可也。

【增订主治】治由子夜时后渐渐热潮，至巳时渐退，日中则不热，逐日如是循环不已，口渴舌燥，有断非普通清凉滋阴所能愈者。

（10）治五劳七伤方

主治：治五劳七伤，久而不瘥，三服神效。

组成：柴胡、前胡、乌梅、胡黄连各等分。

用法：每服八钱，童便二盅，猪胆二个，猪脊一条，韭菜白捣烂取汁盅半，同煎去渣服。

【审查意见】骨蒸劳热，主由结核菌之毒素，治法，首宜杀菌以祛毒素，次宜养阴，以偿亏损，胡连乌梅，酸而苦，以灭菌退热，柴胡前胡，调肝肺之滞，散毒邪之结，猪胆猪脊之养阴清热，童便之咸寒降火，既具有灭菌之性，复有退热之力，服之当然有效，惟二胡用量，宜较少为是。

（11）仙传草还丹

主治：治虚弱劳心之人，能添精补髓，清气化痰，当服神清气爽，瘟疫不侵，视聪倍常，步骤轻健，须发加添，返老还童，益寿延年。此方。此方乃翊圣真君降援雷操宫张真人传教。

组成：乌梅肉四两，薄荷叶二两（研末），白糖八钱，冰片二两。

用法：四味先将乌梅捣烂，后加薄荷叶、冰片合为丸，含之。

【审查意见】此方功用，在辛凉解表，酸甘生津，过轻浅之冒风，可以宣散，热邪之口渴，可以润燥，夏令行路，备用口剂，可免燥渴之苦，原注服法未含，实为正法所云主治，皆属浮妄，切勿迷信，反致愤事。

【订正主治】治轻微冒风，鼻流清涕，微咳微热，以及口燥无津，含噙可润口舌。

4. 消渴

按：消渴一症，西人名为糖尿病，二者皆以外候定名。中医名为消渴者，以其口渴善饮也，西人称为糖尿病者，因其溺中含糖也。《圣济总录》论消渴，谓渴而饮水多，小便中有脂，似面而甘，是尿甜之说，古人早知，足证古医学之精粹。本病之实质原因，因胰脏萎缩，内分泌停止所致。盖胰有两种分泌，一曰消化液，输入十二指肠，为消化食物之要素。二曰内分泌，功能减少血中糖分。若胰脏有病，致内分泌减少，则血中糖分，必逾常量，其势不得不由肾脏滤出，此尿液所以甜味也。尿量既增，糖质益稠，乃取诸外界之水，以稀释之，此患者之所以口渴而善饮也。其所以致此胰脏病者，古人谓肺胃肾之热，又有肾阳不充，膀胱不能提摄，尿量特多，水分消失，使无漏卮，则病自愈。再究其法，盖以清热救焚、滋液润燥为主，其肾阳不充者，必有肠鸣足冷脉细之症状，宜用八味丸，或改汤剂内服，又治本病，用脏器疗法，甚为适应。古方有用猪胰子者，或单服，或配入药剂，均可，本门共列三方，皆可治渴饮之证，但各不相侔，须细辨之。

（1）黄连地黄汤

主治：凡消渴之证，多属血虚，不生津液，故曰宜服此方神效。

组成：黄连、生地、天花粉、当归、五味子、人参、甘草、白茯苓、干葛、麦门冬（去心）各钱，姜三片，枣三枚，竹叶十片。

用法：水三盅，煎温服。

【加减法】如上焦渴者，加山栀桔梗。中焦渴者，加黄芩。头眩渴不止者，加石膏。下焦渴者，加黄柏、知母。若欲作丸，加薄荷蜜丸弹子大，每一丸，嚼化咽下。

【审查意见】本方用生脉散，加当归、生地，补血活血，黄连、花粉，清热止渴，芩、甘和胃，干葛生津，此为滋补清火法，治虚弱而消渴者有效，但所分三焦药品，皆苦寒折火之性，可用于暂而不可常，恐败胃也。

【订正主治】病后贪饮多食，肌肤不因饮食而盛，日渐尪羸，脉搏细数，唇白少华泽。

（2）治消胸中烦热方

治法：滑石三两，研末，水二盅，煎去渣，下粳米二合，煮熟食之立效。

【审查意见】胸中烦热而消渴，原因非一，今据药理所治，为夏令虚人中暑之方，滑石有清暑消热涤郁痰之效用。粳米和胃生津，服此暑去而热自止，渴自已。若朦胧施于火盛水亏者，滑石利便，必反增剂。

（3）竹龙散

主治：专治诸病作渴，饮水不止。

治法：五灵脂（研）、生黑豆（去皮）各等分，为末，每服二钱，不拘时，冬瓜皮煎汤调下，如无瓜皮，瓜子仁均可。

【审查意见】渴为诸热病之附证，不得混言消渴，惟无他病而现多食不充饥，多饮不解渴者，方为消渴。本方用黑大豆滋肾解毒，冬瓜清凉止渴，五灵脂消瘀去滞，治热灼血凝，脉搏弦强硬大者，并可酌加桃仁、红花等之通血药，临时制宜为妥。

5. 自汗盗汗

按：古谓自汗属阳虚，盗汗属阴虚，总为身体虚弱之证，每附见于诸虚劳病中，但伤寒阳明症之自汗、温热症三阳合病、目合则汗等候，切勿误认为虚，径投滋补。本门所列方剂，须与证候详细校勘，庶无误用之弊。

（1）治自汗方

治法：何首乌研末，用唾津调贴脐满，则汗止。

（2）蒲灰散

治法：旧蒲席烧灰，黄酒调服三钱愈。

【审查意见】自汗之属于阳虚者，必有恶寒喜热之证，且每多为诸虚病中之一症。治宜观其全体症状，使全体转弱为强，则汗自止。毋硁硁于止汗之为得也。上列二方，揣其方意，皆取收涩以止汗，然首乌温涩，配于滋阴益阳剂中，内服可以止汗，若用唾津调贴脐中，而曰脐满则汗止，恐难有效。第二方用旧蒲席烧灰，黄酒调服，其方意未能明了，始付存疑，再为研究。

（3）当归六黄汤

主治：治盗汗

组成：当归、黄芪各钱，生地黄、白芍、白术、茯苓、黄芩各钱，人参五钱，黄柏、知母、陈皮各八分，甘草三分，浮小麦二钱。

用法：水二盅，枣二枚，煎八分，温服。

【审查意见】汗之属气血两虚者，自汗盗汗，多两兼之，并有怔忡不眠烦躁等症，本方用八珍双补气血，又加黄柏、知母滋阴清热，陈皮、甘草和胃调中，为气血两虚之通剂。

【增订主治】气血两虚，自汗盗汗，发热不去衣被，心悸少眠，头眩短气，四肢无力，以及种种虚羸之象。

（4）治自汗盗汗方

治法：五倍子末以唾调填满脐中，以帛扎定，又白芷亦可。

【审查意见】五倍子含多量之酸性成分，故其功专在收涩，或佐汤内服，或为粉外扑，皆可期止汗之效，至以唾津调填脐中，此门数见不鲜，其理存疑待考，又白芷性温气香，善透风邪，调敷脐上，或以治伤于卫之自汗，俾风邪透而汗自止，方能有效，若专用此方，为治自汗盗汗之通剂，恐难有效，暂作存疑。

（5）三仙酒

组成：黄芪（蜜炙）、白芍（酒炒）各五钱，桂枝三钱。

用法：水煎服。

【审查意见】按：黄芪能增长皮下脂，即以坚固汗腺之衰弱，桂枝、白芍，可调和营卫，所以调节血液之循环，卫阳不与营阴和谐之自汗，得此则营卫和而汗止，但方名三仙酒，未用酒，虽难简脱，实则酒能扩张血管，于汗症殊觉不合，方名用酒字，亦欠妥也。

【增订主治】治营卫不和之单纯性自汗，微寒微热，略呈虚象者。

（6）椒目散

组成：花椒目、麻黄根为末各等分。

用法：每服一钱，无灰酒调，食后服。

【审查意见】此治下焦虚冷，膀胱蓄水，肾脏不能充分排泄，以致皮肤起代偿性之汗症也，麻黄根止汗，载之古籍，人所共知，椒目性热，善能祛寒利水，一治其本，一兼顾标，方简意纯，对症施之有效。

【增订主治】治肾脏失职，皮肤起代偿性之汗症，溺溲不利，下焦蓄水，腹中辘辘者。

（7）治夜多盗汗方

主治：治夜多盗汗，四肢作痛，饮食少进，面黄肌瘦。

治法：白术一斤，浮小麦四两，水二斤，共煮水干，去浮麦不用，将白术焙干为末，每服二钱，另煎浮麦汤调下。

【审查意见】白术止汗，载之本经，其所以然之理有二：一因白术为强壮药，能促进肠胃之消化吸收，增进组织之营养；一因白术为利水药，能促进肾脏排泄之机能，使水分从肾藏滤出，故可治肌肤虚松汗腺不固之汗症，与肾脏排泄机能障碍，致皮肤起代偿性之汗症。浮麦清心养营，潜敛浮火，用治汗症，每建奇功。二味共煮，气味相投，另以浮麦，煎汤调服，所以求其力之全。方药虽简，意颇深切，用之当然有效，此方自汗盗汗皆宜，非仅盗汗也，惟内热重者，宜加清热药方妥。

（8）五倍子丸

治法：五倍子用人乳调蒸熟，丸如龙眼大，每用一丸，入脐，核桃壳盖之。以帛固定，一宿即止。

【审查意见】五倍子收敛，人乳滋补，作丸内服，于理尚通，填入脐内，恐效力较减。

（9）枯矾方

治法：用枯矾三钱为末，唾津调塞脐内，以膏封之即止。

【审查意见】汗症在杂症中为身体衰弱之特征，但自汗除由阳气骤脱，淋漓不止之危症外，其余自汗，必有引动原故，汗始流出。例如稍微动作或于饮食时，略感温热，即行汗流，与平人迥异。其理如此，绝非无故而汗频出。是以治汗症，当以全体病症为主，断难以数味止涩药，调填脐中，即可解决。在阳脱危症时，须用牡蛎扑粉止汗，内服大剂独参汤以救急，殊非此方所能治。枯矾收涩，固矣，为粉扑之，理尚可通，唾调填脐，未必有效。

（10）治盗汗方

治法：母鸡一只，不用铁器，以磁碗片杀之，取净内物，入浮小麦灌满，三炷香为适，不用盐连汤食完即效。

【审查意见】鸡肉温补，浮麦敛汗，二味皆习见食品，有无效果，颇难确定。惟于肠胃健壮，消化无障碍者，不妨一试，母鸡无须忌铁。

（11）白龙汤

主治：治男子遗精，女人梦交，自汗等症。

组成：桂枝、白芍（酒炒）、龙骨（煅）、牡蛎（煅）、炙草各二钱。

用法：水二盅，枣二枚，煎八分温服。

【审查意见】此古方治桂枝去生姜加龙骨牡蛎汤也，桂枝龙骨牡蛎汤，在金匮列入虚劳篇，治男子遗精，女人梦交等症。但必曰阴头寒，脉得诸芤动微紧。盖因此二证候，方知内体之虚寒，故用此温涩之剂。若概用不辨，殊失其旨。本方治失精梦交，可以上述为准。至治自汗，白芍宜改生用。桂枝之取舍，临时尚须斟酌，因桂枝辛温，原能解肌发汗，盖有扩张血管之力也，龙骨牡蛎，以浮火上升，头眩耳鸣者，宜生用，反之，专取止涩，则煅用之可也。

6. 臌胀

按：臌胀者，肚腹胀大，其形如鼓也，世称风劳臌膈四大症。盖其成于渐，发于微，一旦病象显著，则已难为力矣。考其原因，有气、血、水、虫、食积之不同，肠胃失职，循环障碍，气血横溢，不能直达，此臌之所来也。治法以原因疗法为主，佐以理标之法，如放水、破血、攻利，皆宜酌量采用。蛊，系一种恶毒，较臌为甚，中毒之后，症各不同。千金方曰：蛊毒千品，种种不同，或下鲜血，或卧暗室，不欲光明，或心性反常，乍嗔乍喜，或四肢沉重，百节疼痛。又曰：凡中蛊毒，令人心腹绞痛，如有物咬，或吐下血，皆如烂肉；若不治，蚀人五脏则死，此为蛊毒之症候。查是门臓虫不分，实属混淆，故特辨证于此。

（1）七转丹

主治：专治水蛊臌胀，五膈噎食，心腹满胀，五积聚等症。

治法：广木香、槟榔、大黄、使君子、锡灰、白豆蔻、雷丸各等分，水二盅，连须葱五根，煎八分，春夏秋天露一宿，次日五更重汤煮熟温服，蛊症下水甚物头积，就用此物作引子。（语句不清）

【审查意见】水臓即腹水也，本方汇集行气逐水化积通滞诸品，于初起实证者可用。

（2）治水蛊气蛊方

主治：治水蛊气蛊，不忌盐酱，一服立消。

治法：活鱼一条，重七八两，去鳞，将甲肚剖开，去肠净，入好黑矾五分，松萝茶三钱，男子用蒜八瓣，女子用蒜七瓣，共入鱼腹，放在磁器中，蒸熟，令病人吃，鱼连茶蒜皆吃更妙。此药从头吃，就从头上消起。从尾吃，就从脚下消起，立效之仙方也。

【审查意见】千金鲤鱼汤，治妊娠子肿，良以鲤鱼具逐水之能，黑矾汤涤污浊，蒜可化滞杀菌，以理推之，当收佳果。至从头吃头先消等语，恐未必尔。又未注明何种鱼，当用鲤鱼为是。

（3）治蛊胀方

治法：雄猪肚子一个，洗洁净，用大蛤蟆三个，装入肚子内，陈酒三斤，兑水三斤，煮烂，再洗净，多用紫皮蒜同肚子食之，须忌盐酱百日。

【审查意见】此治虫蛊之方也，蛤蟆大蒜，解毒杀虫，猪肚补胃，陈酒温通。然必确系是虫，始无误用蛤蟆之害。

（4）专治水臌肿胖方

主治：专治水臌肿胖，丹方奇术，不必服药，自然去也。

治法：轻粉二钱，巴豆四钱去油、生硫黄一钱。上研成饼，先以新棉一片铺脐上，次以药饼当脐按之，外用帛缚，如人行五六里，自泻下，候三五度，除去药饼，以温粥补之，久患者，隔日方取去药饼，一饼可救人，其效如神，愈后忌饮凉水。

【审查意见】轻粉即体质疏松之甘汞，其功用亦与甘汞相同，本方取其泻下之力，巴豆尤为热下之猛药，生硫黄纯阳大热，能解寒凝之结，缚于脐中，俾药力由脐眼窜透腹内，而臻泻下之功，然必膨胀而满，按之坚硬，便溺不通，脉沉而强者，用之方妥。

（5）治气臌方

治法：大蛤蟆一个，破开用砂仁填满，黄泥封固，炭火煅红，取出候冷。研末，陈皮煎汤调服，放屁即愈。

【审查意见】叶氏宽膨散，即将蛤蟆破开，砂仁、五灵脂各半，塞入腹内，煅研，此不用五灵脂，当治中空如鼓，纯为气胀者，服后气由屁泄，胀必可减。

（6）千金方

主治：治心腹胀满气短。

组成：草豆蔻一两。

用法：研细末，以木瓜生姜煎汤下，每服五分。

【审查意见】草蔻辛温气香，善能却寒疏气，治恣啖生冷，寒伤脾胃，肚腹胀满，溺清不渴者有效。

（7）治水肿水臌方

组成：黑牵牛头末、槟榔各等分。

用法：二味研细末，每服三钱，空心黄酒送下。

【加减法】去蛊用砂糖水下，利三五次效，当忌荤腥盐酱百日。

【审查意见】牵牛逐水，槟榔下滞，壮实之新病，不妨一用，至用砂糖水收蛊，乃属蛊毒，与臌胀不同。（蛊毒症东医实鉴最详）

（8）治水肿无论年深日久方

主治：治水肿无论年深日久，虽肚有青筋亦治之。

组成：大戟、当归、陈皮各一两。

用法：水二碗，煎七分，温服，利水下水多者更好，如病重者再服，切忌盐酱。

【审查意见】按：臌胀而至独有青筋，为腹静脉郁血之太甚，其病势将达极端，颇难为力。本方于活血调气中，加大戟以逐水，法固可取，用量则嫌过重，随症制宜可也。

（9）治诸蛊胀方

治法：用独头蒜，一岁一个，去皮，入真窝儿白酒六七分，对水白酒二三成，量酒杯过蒜为度，蒸熟，如夏月露一宿，又温热用。冬月盛热连酒服完，从大便出虚气，即下秽物，其肿自消，一服除根，不忌盐酱，真仙方也。

【审查意见】大蒜含有挥发性之含硫油，及大蒜油，其性辛热，若用以治寒性黏液质人之虚冷症，有利尿发汗之功，治黏液水肿，可逐停水、泄留饮。与酒混合，更能促速其作用，然误用于热证，则害立见。

【增订主治】治寒性水臌，脉迟苔白，小便不利，色青肢厥，食恣缺乏者。

（10）治蛊症方

治法：苦丁香（即甜瓜蒂）为末，枣肉为丸，如桐子大，每服三十丸，空心枣汤送下。

【审查意见】此治蛊毒及臌胀之宜于涌吐者，凡胸脘满闷，痰滞气逆者，可用以涌吐，但与枣肉和丸，则其力缓，如遇可吐之证候，以汤或散为佳。

（11）治臌胀虚损将危之症方

主治：臌胀而至气虚作喘危急之候。

组成：人参、蛤粉等分。

用法：为细末，黄蜡为丸，如桐子大，每服三钱，或二钱，滚水下。

【审查意见】臌胀而至虚损危急，上为喘逆，下为泄泻，下竭上绝，断无再生之理，本方用人参补气，蛤粉敛阴，法虽近理，效验实难也。

（12）治下虚胀方

主治：治下虚胀，手足厥冷，或服苦寒治剂过多，未食先呕，不思饮食。

治法：山药不拘多少，半炒半生，研为细末，米饮调服二钱，一日两次，大有功效，忌铁器生冷。（宜加消导止呕之品）

【审查意见】心下虚胀，是胃扩张症，有高突之膨胀，无拒按之痛苦，惟觉痞而不通，乃虚痞，非臌胀也。山药甘平，善能培补，若痛拒按，宜消食下气，慎勿误用。

（13）专治蛊方

主治：专治蛊，屡验救活人多矣。

治法：西瓜一个，切去顶，如满瓢挖去瓢三成，入蒜瓣以满为度，将原顶盖之，放在新砂锅内，又著新锅合上，用火蒸熟，瓜蒜汤尽食之，三日之内，尽消，不必忌盐。

【审查意见】西瓜清凉，能利因热而秘之小便，治水臌之热结便涩者有效。

（14）治水臌方

治法：干丝瓜一个，去皮煎碎，入巴豆十四粒同炒，以巴豆黄色为度，用丝瓜炒陈仓米，如丝瓜成米黄色，去丝瓜研米为末，和清水为丸，桐子大，每服百丸，滚水下。

【审查意见】丝瓜之用，普通作行经活络药，盖取其筋膜贯穿，如人体之经脉也。合巴豆炒，去巴豆不用，是欲微利，不欲峻下也，又炒陈仓米，和胃调中，递相介达，巴豆虽猛，亦不为害，所谓寓泻于补之中，足值一试。

（15）治气臌方

治法：萝卜子捣研，以水滤汁，浸缩砂一两，一夜，炒干，又浸又晒，凡七次，为末，每用米汤调服一钱，神效。

【审查意见】萝卜子、缩砂仁，皆为消食疏气之妙药，凡胀满胸闷，嗳气不舒，属于气机之拂逆者，本方在所必需。

（16）治蛊方

治法：端午日取蛤蟆一个，用朱砂七钱，入于腹内，悬至次日，以黄包之，火煨存性，每早服五丸，白水下。

【审查意见】蛤蟆须用癞蛤蟆，其特效为解毒杀虫，朱砂更能杀虫安神，凡中蛊毒而至恍惚不宁，或神昏不悟者，可服此药。

（17）治五蛊神方

治法：莱菔子四两（用巴豆十六粒同炒），牙皂一两五钱（煨，去弦）、沉香五钱，枳壳四两（火酒煮，切片）、大黄四两（酒焙）、琥珀一两。共为细末，每服一钱，随病轻重加减，鸡鸣时，热酒送下，姜皮汤亦可，后服金匮肾气丸调理收功。

【审查意见】五蛊者蛇、蜥蜴、蛤蟆、蜣螂、金蚕是也，治法不外杀虫解毒，消积化滞，此方宜施于中毒后，心腹绞

痛，肚腹胀满滞际。愈后如有短气乏力等症，以金匮肾气
丸，调理善后可也。

（18）金匮肾气丸

主治：治水肿服行气药不效，病反增剧，及四肢逆冷，
脾胃虚也，急服此药，能治脾胃虚，腰重脚重，小便不利，
肚腹满胀，四肢面目浮，喘急。

组成：白茯苓二两，牛膝、肉桂、泽泻、车前子、山萸
肉、丹皮各一两，熟附子五钱，山药一两（炒），熟地四两
（酒泡捣膏）。

用法：共为细末，用地黄膏蜜丸桐子大，每服二三钱。

【审查意见】此治肾脏性水肿之方也，其肿先后头上起，
初则眼窝下如卧蚕，继则通身肿胀，小便不利，腰疲脚弱，
脉微无力，若浮火上升，口舌生疮等症，本方功能补阴摄
阳，可期良效，但非攻利无效者，不可骤用。

（19）草灵丹

治法：四五月黄牛粪阴干，微炒黄香为末，每服一两，
煎半时，清水服之，不过三服即愈。

（20）治水肿肿在腹上方

主治：治水肿肿在腹上者，曰臌胀，肿在四肢头目曰水
肿，分别治之。

组成：皂矾末八钱，红枣半斤（去皮核），捣烂小麦一
斤（炒）。

用法：水煮和药丸豆大，每服三钱，姜皮汤下。（每服
三钱嫌其太多，宜减至一钱为是）

【审查意见】黄牛粪在乡间，不难修合，可取试用，因
其无足轻重，故不多论。此方皂矾温燥水分，升清降浊，兼
有枣麦至补益，服后大便色黑，为药力行到之症，二方皆简
便易修，可备民间自疗之用。

（21）蛊症奇方

治法：用乌鱼二斤一尾者，去肠净，入皂矾二两，外用粗纸打湿包好，粗糠火内煨，午时起，至子时止，取出纸灰骨，只用净鱼皂矾研末，收贮，每服三钱，老米汤下，此药行而不泄。

【审查意见】乌鱼，疑即黑鱼，属有尾两栖类中之蝾螈族，长约五六寸，体作红褐色，头圆，自头至尾，有黄色或红色之条纹，因之成褐色之斑，敷布肥大，灰褐色有白斑，四肢缩短，有黑色似钩之爪，多产于山间溪流，水暂清白，日光不到之处，功能消积化滞，此方合皂矾，下方合皮硝，皆取通泄之用，存之备试。

（22）治单腹胀方

治法：黑鱼一尾，从尾上抽取肠，用皮硝装入鱼腹内，炭火煨干，为末，每日用滚水调服二三钱。

7. 痼冷

沉寒痼冷，为久寒固结之冷，每致肠胃发生变化，故凡腹满而痛，结聚癥瘕，饮食少进，面色青黄，大都属寒凝牢结，治宜温通疏导。经云，血气者，喜温而恶寒，寒则泣不能流，温则消而去之，此治痼冷之法也，查本门所列之方，未尝非是。但主治证候，则系中寒，须与痼冷辨别。

（1）附子理中汤

主治：阴寒身战而重，语言声轻，气短目睁，口鼻气冷，水浆不下。

组成：淡附子（面包煨，去皮脐）、人参、干姜、肉桂、陈皮、茯苓各等分，甘草炙减半。

用法：水二盅，生姜一片，枣二枚，煎服。

【审查意见】此桂附理中汤，加陈皮茯苓也，治肠胃中寒，中气暴脱之吐泻。如呕吐而利，手足厥冷，脉微欲绝，冷汗外出，故用桂附干姜之大热，以与奋会阳，参术甘之补益，以坚固中气，陈苓和胃止呕，所以调其气机，但此症此方，绝非家庭自疗所宜漫试，须请医师诊断，方不致误。

（2）葱灸法

治法：葱一斤，用麻绳在中间缚住，三指长一节，用到切去两头，放在脐上，上用熨斗熨之，冷汗出即愈。

【审查意见】此喻氏治猝中阴寒之外治法也，不详主治，实属欠妥，兹增订之，以备救急取用，待厥回脉复，色红气热，仍须请医师调理为佳。

【增订主治】猝中阴寒，四肢厥逆，呕吐下利，色青气冷，脉微欲绝，无汗者。

（3）治阴寒方

主治：治阴寒、身重、口噤、气短、目睁口鼻气冷，腹痛面青者。

治法：鸽子粪一茶盅，研末，滚黄酒一斤，冲入，待澄清，去渣，遂将酒饮之，汗出即愈。

【审查意见】按：猝中阴寒，必有下呕吐利，始为特征，若无吐利，仅凭肢逆无汗，不足为阳脱阴盛之证候，须与伤寒温痧之闭症鉴别，鸽粪性温，原能祛寒导浊，黄酒温服，可活血液，强心脏，但误施于温痧，则欲益反损，兹据所注证候，宜延医师诊断，不可轻用为妥。

（4）治阴寒时疫瘟症出汗方

治法：一钱白矾八分丹，二分胡椒细细研，火硝一分共四味，严醋调合手中摊，男左女右按阴户，一身冷汗透衣衫，此方用者知神效，无义之人不可传。

【审查意见】凡由一切时邪之感冒，卫阳郁遏而现恶寒无汗，有待于疏肌腠，使汗液排泄者，其法甚多，如辛温发汗、辛凉发汗、滋阴发汗、助阳发汗等法，然此为医者之事，在家庭自行治疗，以葱豉汤最为平稳，此诀自神其说，近于诬言，在今日改进医学时，期此类当尽为剔除也。

（5）葱豉汤

主治：感冒时邪，恶寒无汗，身痛，鼻流清涕，脉紧呕逆等症。

治法：葱白三钱，豆豉五钱。

（六）神经系统病

1. 眩晕

眩晕多附见于他病，间有单纯性者，头晕目眩，天摇地转，张目站立，大有倾倒之势。其外因，有风寒暑热，内因，有停痰蓄饮症，及神经衰弱症。诊之属于风寒者，疏散之；暑热者，清荡之；停痰蓄饮，则化痰饮；神经衰弱，则重补益。其有多年不愈者，尤宜攻补兼施，静养脑力，整调二便，食戒肥腻，则庶乎近之。

（1）清晕化痰汤

主治：治头目眩晕

组成：南星（姜制）六分，姜半夏钱五分，茯苓钱五分，甘草三分，枳实六分，白芷七分，防风六分，细辛六分，黄芩八分，川芎八分，橘红钱半，羌活七分。

用法：水二盅，姜三片，煎八分，温服。以此作丸亦可。

【加减法】如气虚，加人参、白术各七分。血虚，加川芎当归各八分。有热，加黄连六分。

【审查意见】此治痰饮内伏，风邪外袭之眩晕也，二陈星枳以祛痰，芷防辛羌以散风，黄芩清内热，川芎补脑血，辨明原因，施之必取良效。

【增订主治】治眩晕治属于痰饮风邪者，外有寒热喷嚏之象，内有痰嗽脘满之据，以及肥盛之体格，饮酒之素因。

（2）川芎丸

主治：治风头眩，眼目昏痛，眩昏倦怠，心悸。

组成：川芎、前胡、人参、炒白僵蚕各一两，防风、天麻（酒浸焙）、蔓荆子各五钱。

用法：为细末，每服五钱，食后酒调温下。

【审查意见】此治神经衰弱，头部贫血之眩晕也，人参、川芎补脑血，壮神经，前胡、防风疏风邪，化湿浊，所以治其本也。天麻、僵蚕、蔓荆，虽曰风药，实为藉其上达之力，以助参芎之用，同时和缓神经，调达脑血，而眩晕自止，此为久患眩晕之主方。（如邪少虚多之证，风药尚嫌其太多，宜减去防风、僵蚕，加当归、白芍、熟地、陈皮、法夏、磁石等药较妥）

（3）菊花散

主治：治一切头目昏眩，面浮肿。

组成：菊花、羌活、独活、牛蒡子各一钱，炙草五分，旋覆花一钱。

用法：水二盅，煎服，加姜三片。

【审查意见】此为治眩晕之属于风寒气逆者，羌活独活之温散，菊花牛蒡子之清宣，覆花降逆，炙草和中，凡由风火之眩晕，颜面浮肿，微寒微咳者，用之有效。（方中嫌少活血行血之品）

2. 健忘

此症大抵因过劳神思而起，脑神经衰弱，则记忆减少，悟力迟钝，不能劳精费神。其头之前后，时发晕痛，心志常沉于抑郁状态，亦有语无伦次，而现发扬状态者。治宜使患者绝对安静，毋思索，毋过劳，内服补血强壮药，俾脑受血液之养，则神经强健，而病自愈矣。

（1）归脾汤

主治：治脾经失血，少寐，发热盗汗，或忧虑伤脾，不能摄血，或健忘怔忡，惊悸不寐，或心脾伤痛，嗜卧少食。或忧思伤，脾血虚，发热，或肢体作痛，大便不爽，或经候不准，晡热内热，或瘰疬流注，不能消散溃敛。

组成：人参、白茯苓、白术、黄芪、当归、远志、酸枣仁、龙眼肉各一钱，木香、炙草各五分，生姜三片，枣三枚。

用法：本方加柴胡、山栀，名加味归脾汤。

【审查意见】近来巴克露德，发见脾脏之一重要机能，即脾脏营张缩作用。收缩时，将其内存之血液，输于体循环，当身体需要血液时，收缩作用，即行开始。如无需要，则伸张其体，将多量之血液，尤其是红血素，贮于脾内。然则古之所谓脾统血者，证之近理，信无疑义。归脾汤，古籍谓治思虑伤脾，脾不摄血，以致血液妄行，或健忘怔忡，惊悸盗汗，发热倦怠，嗜卧少食等症。兹就健忘而论，脑神经衰弱是也，然脑神经之所以司职，亦不能脱离血液之营养，观巴氏之说，反究古医学说，足征脾脏、脑髓及血液，互有特别之关系，学者根据主治症状，参合形色脉相，却为虚证，投之定获佳果。

（2）状元丸

主治：专补心生血，宁神定志，清火化痰，并健忘怔忡不寐等。

组成：人参、柏子仁（去油）各二钱，当归（酒洗）、酸枣仁、麦冬、龙眼肉、酒生地、远志、玄参、朱砂、石菖蒲（去毛）各二钱，茯神三钱。

用法：为细末，獖猪心血为丸，绿豆大，金箔为衣，每服二三十丸，米饮下。

【审查意见】健忘惊悸之证，除急性病中火邪熏蒸，痰涎梗阻之原因外，余皆因过劳神思所致，脑神经衰弱，基于心血之不足，故治此症，须养心血，以助脑髓，降浮火，以镇神经。状元丸、补心丹，其适应证皆如此，人参柏仁为强壮剂，朱砂金箔为镇静剂，地冬归神之养血，酸枣龙眼之安神，凡心血不足，神经衰弱之惊悸怔忡，健忘失寐，皆可以此为治，又方下所注，为本方之功用，非本方之主治。

【增订主治】治过劳神思，以致心血不足，头目眩晕，惊悸不寐，健忘怔忡，脉搏虚弱，恍惚不安等症。

（3）孔圣枕中散

组成：龟板、生龙骨、制远志、石菖蒲各等分。

用法：为细末，酒调服二钱，日三服，令人聪明。

【审查意见】健忘属脑病，凡患此病者，多有头目眩晕，耳鸣重听等候，即古医所谓肾水不足，肝阳上亢是也。龟板、龙骨，有沉降性，能滋阴潜阳，即和缓神经之燔灸，远志、菖蒲，可疏心脑灵机道路之梗塞，此方治健忘之理也，但药性和平，久服方效。

（4）养血清火汤

主治：治心烦神乱，烦躁不宁。

组成：当归、川芎各七钱，酒白芍、酒生地、酒黄连各一钱，制远志一钱，片芩、栀子各八分，甘草三分，酸枣仁（炒）、麦门冬各一钱，辰砂五分（另研调服）。

用法：姜三片，水二盅，煎八分，温服。

【审查意见】凡血虚有热者，波及心脏，必有心烦不宁之见症，因心烦不宁，神机乃乱，故现种种心脑症状。本方用四物汤以补血，所以治其本也，三黄甘草以清热，所以理其烦也，枣仁麦冬，滋阴敛津，远志辰砂，安抚神经，此为治惊忘之属于血虚有热者。

（5）温胆汤

主治：温胆虚怯，触事易惊，或梦寐不祥，遂主心惊胆慑，气郁生涎，涎与气搏，变生诸病，或短气心悸，或复自汗。

组成：半夏（汤洗）、枳实、竹茹各一两，炙草四钱，橘红一两五钱，白茯苓七钱。

用法：每服四钱，水二盅，姜七片，枣一枚，煎八分，食前热服。

【审查意见】此治痰饮之惊悸也，凡身体肥胖，不甚运动之人，患心悸胆怯，无其他虚象者，多系此类，妙在一派化痰药中，加枳实以泄之，俾痰饮去而病自己，此方取舍，以上述形状为准。

（6）平镇补心丹

主治：治心血不足，时或怔忡，夜多黑梦，如坠崖谷，常服安心营卫。

组成：酸枣仁（炒）二钱五分，车前子、白茯苓、茯神、麦门冬、五味子、肉桂（去皮）各一两二钱五分，熟地（黄酒浸蒸）、姜汁、天门冬、远志、人参、龙齿、山药各一两。

用法：为细末，蜜丸，桐子大，朱砂五钱为衣。每三十丸，空心米汤或酒下。

【审查意见】此与前状元丸，大致相同，惟前方独重滋阴，此方又兼培阳，故加肉桂。以自汗出，微发热，而不欲去衣被，身体虚弱，神志恍惚，乃阴阳两虚之症，本方始为适宜。

（7）陈皮汤

主治：治动气在下部，不可发汗，发之反无汗，心中大烦，骨节疼痛，目眩，恶寒恶食，反呕逆。

组成：陈皮一两五钱，炙草、竹茹各五钱，人参二钱五分。

用法：每服五钱，水一盏半，姜三片，枣一枚，煎七分，食煎服。

【审查意见】动气即肠蠕动不稳症，自觉跳跃不安，如有异物之旋动，原因于肠中蓄水留气，相凝激转，治宜利水调气，使水由小便而出，使气由矢气而泄。若用发汗，是强致水气排泻以逆路，伤及血液，诸症蜂起。本方以调气缓和为主，加人参以补其逆治之虚亏，当以脉搏虚弱，面色㿠白为准。

（8）淡竹叶汤

主治：治心虚烦闷，头疼气短，内热不解，心中闷乱，及妇人产后心虚惊悸，烦闷欲绝。

组成：麦冬、小麦各二两半，人参、白茯苓各一两，炙草一两，半夏（汤洗七次）二两。

用法：每服四钱，水二盅，姜七片，枣三枚，淡竹叶五分，煎七分，食前服。

【审查意见】心烦之症，急性者概系痧症，在杂症及慢性经久之心烦，多为血分虚热，即凡心脏瓣膜障碍，而起之心室肥大等变象，皆可引起心烦，良以血分虚热，乃根本之原因，故养血清热，必收良效。冬麦清热，苓夏和中，参甘补益，竹叶止烦，为治慢性虚烦之良方。又按：本方加白薇亦可。

（9）济生小草汤

主治：治虚劳忧思过度，遗精白浊，虚烦不安。

组成：远志、黄芪①、麦冬、当归、石斛、人参、酸枣

---

① 原书作"黄芩"，此依审查意见改。

仁各一两，甘草五钱。

用法：每服三钱，水一盏半，生姜五片，煎七分，不拘时服。

（10）竹皮大丸

组成：生竹茹、生石膏各五钱，桂枝、白薇各二钱五分，甘草一两七分五钱，柏实二钱五分。

用法：为细末，枣泥和为丸，弹子大，滚水服一丸，日夜服三五丸，欲多更好。

【审查意见】上列二方，一为治虚弱之心烦，一为治实热之心烦。虚弱实热，以其形色脉证，不难判别，如病久虚羸，心烦失眠，面色㿠白，舌质嫩红，口干舌燥，自觉忐忑不安，脉搏细数而弱，为虚性虚烦，首方用参芪补虚，冬斛滋液，酸枣仁以敛心神，为治虚烦失眠之大法。若面赤，心烦口渴引饮，心中灼热，烦扰呕逆，外现发扬症状，扬手踯足，脉搏数实，宜用本方，因石膏白薇等，专清热邪，使血压低降，则心烦自止。方中桂枝，伍于诸清热药中，颇有意义，盖心烦之实者，心脏房室，及其邻近之部，必有充血或郁血现象，桂枝善通郁血，在诸清热药中，并不为害，与上方相较，虚实自可现也。

3. 失眠

按：不寐之原因非一，有血热熏扰者，有痰饮停聚者，有思虑过多而致神经衰弱者，有大惊大恐，神经因之不安者。要在辨明证候之原因，体质之虚实，而与以适应之方法而已，中医之催眠剂，重在原因的疗法，与西医之专恃麻醉者不同，爰说明其大意于此。

（1）安枕无忧散

主治：治心胆虚怯，尽夜不眠。

组成：广陈皮、制半夏、白茯苓、炒枳实、嫩竹茹、大麦冬、生石膏、龙眼肉各钱半，人参五钱，生甘草一钱。

用法：水二盅，煎八分温服。

【审查意见】失眠症，与惊悸、怔忡、眩晕、健忘，每多相偕而发，其病理、诊断、治疗、处方，概为一系，此与前清晕化痰汤、温胆汤同意。人参龙眼，以脉虚体虚为断，否则必须加减方妥，又人参分量，以一钱为足。

（2）酸枣仁方一

组成：酸枣仁（炒熟）、白茯苓。

用法：共研末，每服三钱，蜜水调下。

（3）酸枣仁方二

治法：酸枣仁五钱，炒熟研末，用陈酒三合浸，用糯米三合煮粥，临热下枣仁，再煮三五沸空心食之。

【审查意见】上列二方，皆用酸枣仁为主，上方伍茯苓，不如易茯神，此方用酒浸，不若童便浸，何则？枣仁之治失眠，为虚烦脑弱，劳思神乱之失眠，其有火热熏蒸，及痰饮为祟者，不宜，因其所主治之原因不同，故配合亦当有别，酒性兴奋，反致难于安眠，童便咸寒，沉降潜热，是宜以此易彼。

4. 癫狂

按：癫狂即精神病也，原因于情志之不遂，遭遇之感触，使大脑皮质之精神界，发生反常之病证，癫之形状，发扬则歌笑畅叙。沉静则如醉如痴，时而讲古评今，毫无伦次，有时卒仆无知，口吐白沫，而无痉挛之象，俗以文疯名之。狂之形状，静则漠然如痴，发扬则怒发冲冠，骂詈不避观疏，癫狂篇曰：狂始生，先自悲也，喜忘苦怒善恐，盖斯时已伏狂病之兆，适大病告成，则徒变成为凶兽之态，终归自杀，其状极为残忍，俗谓武疯。治法当以矫正七情为主，药法去之，药饵难期必效，俗云，心病还需心药医，成为不易之言，言癫狂多痰，以通法或导法去之，其精神气血，常浮逆上激，以镇坠安抚之，此不过就其实质上之病变，使之暂开耳，若不能矫其情之偏，俾彼精神愉快，则断难根本治愈。近代俗尚繁华，人心之欲望愈奢，谋虑费脑之事愈甚，挫折抑郁，在所难免，罹斯病者，将日见增多，甚望吾人欲望稍平，毋竞竞苟得，毋戚戚其境，使心常保泰然，庶可奉为精神失常证候，根本治疗之方法也。

（1）五邪汤

主治：治中风神思昏愦，五邪所侵，或笑或哭，或喜或怒，发作无时。

组成：口防风、上桂心、白芍药、制远志、川独活、炒白术、西秦艽、禹余粮（醋淬）、人参、生石膏、煅牡蛎、炙甘草各二两，飞雄黄、木防己、云茯苓、石菖蒲、蛇蜕各一两炒。

用法：每服四钱。水二盅，煎一盅，去渣，温服，不拘时，日进二服。

【审查意见】中风神思昏愦，殆即温病神昏谵语之类，其成因系热邪熏脑，燔灸神经之故，治宜清热安神，使脑不受熏灼，则神自复。此方疏风、清热、补气、收敛，几乎无一不备，其重要之清热，反为最少，诚属不切。此方可治感风头痛、怯寒、神困等症，但与癫狂症，仍然不合。

（2）泻心汤

主治：治心积热，谵语发狂，跳墙上屋。

组成：大黄、黄连、黄芩钱三分。

用法：水一盅半，煎七分服。

【审查意见】此治温病实热之类狂，故用清热通便之法，古称釜底抽薪，而非能治渐来之真性狂症，方以三黄苦寒泻热，俾热不熏灼，血压底降，则谵语发狂自止。

（3）天冬膏

主治：治风癫。

治法：天冬门一斤（水泡透）、生地三斤（水泡透），二味在木臼内捣一二千下，取其汁，再入温汤更捣，又取其汁，不论几次，直待二味无味为止，以文武火熬成膏子，盛磁器内，每服一匙，温酒下，不拘时，日三服。

【审查意见】风癫是阴虚火旺，热极生风，自宜冬地滋阴，阴液充足，神经得养，自可逐渐平静。但以夹有痰涎不清者，二味滞腻，殊属欠妥，宜加蒌皮、浙贝、竹沥之类。

（4）洗心汤

主治：风壅痰盛，心经积热，口苦唇燥，眼涩多泪，大便秘结，小便赤涩。

组成：白术一两五钱，连节麻黄、当归、芥穗、芍药、甘草、大黄（面裹煨熟去面焙干）各六两。

用法：每服三钱。水一盏半，生姜三片，薄荷叶七片，煎七分温服，或为末，清茶调亦可。

【审查意见】此方散风，通便，活血，于癫狂症，毫无干涉，不应列入此门。

（5）当归承气汤

主治：逐痰之剂。

组成：当归、大黄各五钱，甘草二钱半，芒硝三钱半。

用法：水二盅，枣五枚，姜三片，煎一盅，通口服。

【审查意见】方系古法，调胃承气加当归，有通大便润肠清热效用，但非逐痰之剂，治癫狂亦不切。

5. 痫症

按：痫为一种发作性卒仆之痉挛症，巢氏云，痫者，小儿病也，十岁以上为癫，十岁以下为痫，然《内经·奇病论》云，人有生而为痫者，得之在母腹时，母有所大惊，气上而不下，精气并居，故令子发为癫疾也，小儿有癫，大人岂无痫乎？现今西籍，亦以癫痫视为一症，皆由未详考耳，痫症之成，或因先天的，或由后天的，其发作时，与癫之特异点有二，一为卒仆时，必有喊声，人以其类似之声，分为五音，配属五脏，实不可信，盖人之声音不同，病之浅深各异，安得以为确据，而癫之卒仆不必有声。二为仆后，痫证有强直性痉挛，继之以间代性痉挛，癫则阙如，其原因大都与癫狂近似，皆神经官能之病。治法，亦以矫正七情为要，药物疗法以却痰镇逆为首，如日久体虚，稍佐补益，若云专以清热散风，恐非善法。

（1）犀角丸

主治：治风痫发作有时，扬手踯足，口吐涎，不省人事，暗倒伤神。

组成：犀角末五钱，赤石脂三钱，白僵蚕一两，薄荷叶一两，朴硝二两。

用法：共为末，面糊为丸，桐子大，每服二三十丸，不拘时，温水下，忌油腻。

【审查意见】风痫，即俗所谓羊痫风也，治法亦以却痰为入手，此方清热散风，未必有效。

（2）五生丸

主治：治风痫。

组成：川乌头、生附子（去皮脐）、生南星、生半夏、生干姜各五钱。

用法：共为末，醋煮大豆作糊为丸，桐子大，每服五丸，冷酒下，不拘时。

【审查意见】此古法也，却老痰颇猛，为痫疾入手之治可也，但不宜多服，南星、半夏、附子，有毒之品，不宜生用，以制熟为是，又此方嫌太热，少清热安脑宁神导浊之品。

（3）治痫疾方

组成：川芎片二两，口防风、猪牙皂、川郁金、明矾各一两，蜈蚣黄脚黑脚各一条。

用法：共研细末，蒸饼为丸，桐子大，空心清茶下十五丸。

【审查意见】此方辛开苦降，治痫当必有效，但宜少用，又宜在发作前服数丸，平素以不服较妥，又川芎、防风之分量不宜太多。

（4）治风痫不识人方

主治：治风痫不识人，卒然口禁，手足强直。

治法：伏龙肝三钱研末，以新水调服。

【审查意见】系《千金翼》古方，其治痫之理不详。

（5）治狂邪发作方

主治：治狂邪发作无时，披发大叫，欲杀人，不避水火。

治法：苦参为末，蜜丸，桐子大，每服二十丸，薄荷汤下。

【审查意见】苦参极苦大寒，能泻诸热，利小便，治狂证恐嫌其力缓。

（6）瓜蒌枳实汤

主治：治痰发。

组成：瓜蒌仁、炒枳实、川贝母、桔梗、片芩、去心麦冬、广陈皮、炒山栀、全当归、云苓、苏子各一钱，人参五分，甘草三分。

用法：上挫一剂，姜一片，入竹沥姜汁少许，水煎温服。

【审查意见】痉有刚痉，有柔痉，有燥痉，有热痉。伤寒无汗为刚痉，中风有汗为柔痉，血燥筋急，肝阳上亢，为燥痉，血热内壅，脑受熏灸，为热痉。刚柔热痉，病属新得，较为易治，燥痉则津液消耗，血不荣筋，神经陡起剧烈之变化，颇难治愈，其状项背强直，或角弓反张，两目上吊，手足搐搦，此际不免痰涎壅塞，阻碍心肺脑交通之道路，故有祛痰一法，其纯因痰而发痉者，实不多见。

（7）青金锭

主治：治男妇风痰痰蹶，牙关紧闭，不能开口，难以服药，并乳蛾不能言者，小儿惊风痰迷，将此药一锭，取井水磨开，将药滴入鼻孔，即进喉内，痰即吐出，立刻得生。

组成：玄胡索二钱，青黛六分，牙皂十四粒（火煅）。

用法：上为细末，入麝香一分，再研，清水调成锭，每锭五分，阴干用。

【审查意见】此方重在开通涌塞，玄胡疏滞，青黛清热，皂荚一味，能涌闭塞之痰涎，作锭磨服，尤属妥善。惟以舌苔厚腻，胸闷脘满者为断，方可伍此攻痰化滞之法。

（8）活神散

主治：治痰迷心窍，癫狂昏迷，惊痫等症。

治法：甜瓜蒂，为末，每服五分，重者服一钱，温水送下，即吐，如不吐，再服。尚吐不止，用开水解，或葱汤更好，加麝香（研）少许妙，若有虫吐出者，加雄黄末服之。

【审查意见】此方本于仲景之瓜蒂散，为涌吐之重剂，但须有苔腻脉滑，胸中嗢嗢欲吐，气促不舒之见症，始可以施涌法。

（9）专治痰火方

主治：专治痰火。

治法：贝母不拘多少，以童便浸，秋冬三日，春夏一日夜，捞起水淋洗净，晒干研末，糖霜和成，不拘时，滚白水下。平稳可用。

（10）化痰丸

治法：丝瓜烧灰存性为细末，枣肉丸弹子大，酒化一丸，服之立效。

【审查意见】丝瓜治痰，效验已著，但宜捣汁饮，烧灰存性，未必如愿。

（11）红肖梨方

主治：治风痰甚危。

治法：红肖梨啖之，或绞汁饮之，旬日可愈。

【审查意见】梨为清热滋液之妙品，治燥，不利之痰啖此则痰可利，而易吐易下，非真能却痰也。

（12）盐水方

治法：治风癫狂，谵语如痴，皆痰所致也。以盐水一大碗灌下，吐痰即痊。

【审查意见】风癫狂痫，皆有痰涎为祟则可，若谓皆痰所致也则不切，盖有所以致痰之故，盐水探吐，以吐食滞为佳，若涌痰法，仍以瓜蒂为妙。

（13）痰火急救方

主治：急救痰火壅塞。

治法：用鸡蛋清、香油兑匀灌之，痰即自吐。

【审查意见】鸡清兑香油，不特黏腻，且不适口，灌之易发呕吐，仍为诱起涌吐之法，不如直用涌吐药为佳。

（14）回生丹

主治：治痰厥气绝，心头温者。

治法：取右搭庙陈石灰一合，水一盏，煎滚去水，再用清水一盏，煎滚澄清，开口灌之，痰下自醒。如无搭庙陈灰，古墙陈灰亦可。

【审查意见】此制酸汁过多之方，即燥湿之谓，右搭庙不详。

（15）痰火方

治法：梨汁、藕汁、萝卜汁、丝瓜藤汁、石膏、荸荠汁各四两。

用法：共煎成膏，每服半盏，白汤下，神效。

【审查意见】此方名五汁饮，加石膏以清热，但不若去石膏，较为稳健也，又熬膏不如重汤温服。

（16）朱砂方

主治：救痰火壅塞。

治法：朱砂一钱，飞过姜汁调匀，灌下二三服，痰自化。

【审查意见】取朱砂之镇坠，藉姜汁之辛通，固为理想之妙法，但朱砂不宜多用。

（17）香油方

主治：治痰火暂得，忽而有痰在喉中，响若雷鸣。

组成：香油一盏、白矾一钱。

用法：研细末，入香油内，调匀灌下。

【审查意见】白矾酸苦涌泄，故能吐痰，以香油之滑泽，或为缓矾之涩性欤。按：自瓜蒌枳实汤下，原篇名为痰火门，但痰火不能立一门，且其主治，多系混合癫痫者，故并入此门，以下尚有数方，其注之主治，为半身不遂等症，拟选归中风篇，以痰火症，易影响及于神经，最多神经病症，特是头绪分歧，毫无伦次，令人颇难分析，姑就大体上略与更变，其一切概未变易，以存原编者之真本云。

6. 中风

按：卒仆神昏，口眼歪斜，半身不遂等症，向以中风名之。近代科学昌明，解剖术精，始知为脑中充血，甚则出血，故称之曰脑出血，千百年来之纠纷，是可恍然知返矣。

古医名为中风，而知其必不为风，乃力辟外风之误，而倡内风之论，又有东垣主气，丹溪主痰，河间主火，各鸣已得，莫衷一是。细究之，脑为受病之处，而非致病之因，其因为何？《内经·调经论》云，血之与气，并走于上，则为大厥，厥则暴死，气反则生，不返则死。《生气通天论》曰，阳气者，大怒则形气绝，而血死于上，使人薄厥，以经言观之，厥则暴死，厥则为脑出血之卒仆神昏，何以致脑出血？因血之于气并走于上，何以血气并上？因大怒而气上激也，气反则生，不反则死，言气血下降，脑脱压迫，则神可复，不然，即无复生之望。然患斯病者，不尽由于怒，而无不由于郁，兼之以适合卒中之体质，相当之年龄，时或以外感为诱因者，亦数见不鲜。治法，神昏时，须通窍开闭，神生后，遗留各症，再用调和气血，疏通经络，缓缓为之，虽有小效，但难除根。

（1）通关散

主治：治中风不语，不醒人事，牙关紧闭，汤水不入者，以此吹之。

治法：生南星、生半夏、猪牙皂各等分。又为极细末少许吹鼻内，有嚏可治，无嚏不可治。又用针刺十个指头，离爪甲一韭菜叶许，出血为妙。

（2）治中风痰厥方

主治：治中风痰厥，昏迷不醒人事欲绝者。

用法：巴豆去壳纸包槌油，去豆不用，用纸燃作条，送入鼻内，或加牙皂末尤良，或用前纸条烧烟，熏入鼻内亦可。

【审查意见】此卒中之生死关头，有嚏则生，无嚏则死，有嚏则嗅神经尚有反射之能，未至决然无知，无嚏则已失反射之能，其他功能，当然亦难恢复。上二方，皆系古法，宜于平素修备，以便救急之用。

（3）大秦艽汤

主治：治中风痰厥，半身不遂，肢体麻木，语言微涩等症。

组成：秦艽、生石膏各一钱，川芎、全当归、白茯苓、大生地、九熟地、炒白芍、川羌活、川独活、白术各六分，防风、黄芩各七分，香白芷、北细辛各五分，甘草三分。

用法：水二盅，煎一盅，温服。

【加减法】如遇天阴，加生姜七片。心下痞满，加枳实一钱，此系秋冬之药，如春夏再加知母一钱煎服。

【审查意见】卒中之后，半身不遂，语言微涩，肢体麻木，亦有虚实之分。虚者，宜资寿解语汤，补精液以求灌注，实者豁痰流络，开发壅塞，即为本方之适应。方以四物补血液，羌活秦防开发壅滞，膏芩清热，辛芷疏络，治本。此方尚少却痰之品，宜加竹沥、姜汁、远志等药。又按凡痛风，及半身不遂、麻木等症，用羌防辛芷一派风药之类，与平时感冒作祛风外出之理不同。盖风药，俱有挥发性，能兴奋周身之细胞，开发壅塞之气血，故佐于活血补血药中，效力甚大。而治痛风及本症，舍此亦别无良法之可言，服数帖后，木而朽者，转而为麻，麻而养者，反而为痛，是气血活动之兆，若无转机现状，为气血已死，神经已朽，体工无恢复之能力，斯病亦无治愈之希望。

（4）口眼歪斜方

治法：蓖麻子研烂，左歪涂右边，右歪涂左边，一经复正即洗去。

【审查意见】蓖麻子吸引力最大，古载涂顶心以治产儿肠出不收，涂足心以胞衣不下，皆取其吸引之力，惜尚未曾试验，不敢武断其是非。

（5）治中风瘫痪方

组成：油核桃（捣如泥）、黄蜡各三钱。

用法：上二味，滚黄酒冲服，出微汗，停三日，又进一次，各用四钱，照前冲服，又停三日，再服一次，三次服完即愈。

【审查意见】猝中瘫痪，为运动神经之麻痹，核桃温补最力，或可强壮神经，黄酒兴奋，促进血液，多用数次，或可有效，至用黄蜡之理不明。

（6）清痰顺气汤

组成：姜制南星、川贝母、广陈皮、茅苍术、官桂、防风、荆芥、酒炒黄芩、姜半夏、甘草、瓜蒌仁各等分。

用法：姜三片，水煎服，临服加沉香、木香末内各五分。

【审查意见】猝中之病，多发于体肥气盛之人，营养佳良，脂肪充足，津液壅滞，凝而为痰，阻塞经络，阻碍循环，故豁痰亦为最要，然再有血热有壅之素因，用药不宜过燥，是方偏治湿痰，宜加竹沥较佳。

（7）治中风有痰方

主治：治中风有痰，忽不能言者。

治法：香油二两，鸡蛋一个，二味调匀，灌下即愈。

【审查意见】香油合鸡子，盖是诱起呕吐，使痰涌泄之意，若云灌下即愈，正恐未必。

（8）出土铁方

治法：用地内掘出铁上有锈土者，煎水长服，遍身瘀痰自化。

【审查意见】铁质补血，已无疑义，出土铁，其质疏松，煎之易得其质，以理推之，是方通血活血，当有功效，但恐在土中多年，如含有杂质，须防其有毒。

（9）苦丁香方

主治：治中风痰多壅塞者。

治法：苦丁香末一钱，温水调服，令吐出积痰即愈。

【审查意见】苦丁香即甜瓜蒂，为涌吐之特效药。

（10）治口眼歪斜方

主治：治口眼歪斜

治法：三钱鳝鱼血涂抹，右歪涂左，左歪涂右，如正即洗去。

【审查意见】鳝一作鱓，俗称黄鳝，似鳗细长，体赤褐，腹黄，头部有鳃孔二，内有腮，腹中有肺，或谓之气囊。此物是否能治口歪眼斜，未曾经验。又俗传蛇鱼割头，即托歪处，可以立时复正，虽未试用，恐亦不能若是之神也。

（11）侯氏黑散

主治：治中风四肢烦重，心中恶寒不足者，此治中风之第一方也。

杭菊花四两，白术一两炒，北细辛二钱，白茯苓三钱，煅牡蛎三钱，生黄芩三钱，防风一两，人参三钱，矾石三钱，桔梗三钱，全当归三钱，干姜三钱，川芎三钱，桂枝三钱。

治法：上十四味为末，酒服方寸匕，七日三服，初服十二日，用酒调服，禁一切肥肉大蒜，常宜冷食，六十日止药，即积在腹中不下，熟食即下矣。

【审查意见】侯氏黑散，其始见于《金匮》，以是法，用是药，谓之填窍熄风法，后代医家，奉为天经地义，铁案不移，故为牵强曲解，盲然称赞。窃有疑焉，六十日之久，使食冷饭，意者用冷饭则不大便，不大便则药不下而积于腹中乎？然用冷饭能否塞大便，尚待研究。但恐不惟不能塞大便，反有便泻之忧。信如所言，大便与否，在所不计，而惟冷食，药即可积在腹中，若然，六十日之药量，充满肠胃，其肚腹之不胀者，未之有也。腹胀便泻，安能生存？是方毫无意识，虽载于《金匮》，但唐宋以后医家从未一试，可知其方意配合，不适于脑出血之法度也。

（12）牛黄清心丸

主治：专治中风痰厥，昏不醒，口噤痰喘，及小儿惊风发搐，五痫等症。

治法：胆南星一两（姜汁炒），白附子一两（煨）、川郁金五钱、川乌一两（面包煨）、半夏一两（皮硝汤泡五次，皂角汤泡五次，矾汤泡一次，干为末）。上三味，共为细末，用腊月黄牛胆二个，取汁和药，仍入胆内，扎口，挂风檐下，至次年取胆内药一两四钱，加煅过芒硝、水飞过辰砂、硼砂各一钱，冰片、麝香各一分，研极细，和在一处，稀糊为丸，芡实大，金箔为衣，姜汤化服。

【审查意见】此系古方，有祛痰、镇痉、疏风、开窍之功，故治上述诸症，确有卓效。

（13）追风祛痰丸

主治：治诸般风痫癫风，世人患此病者甚多，用此药甚效。

组成：白附子（面包煨）、防风、明天麻、僵蚕、猪牙皂各一两俱炒燥，全蝎、广木香各五钱，枯矾、川黄连、南星三两（白矾、牙皂煎汤浸一宿），人参、白术（炒）一两，半夏六两，牙皂、生姜各二两（捣碎，汤浸三日）。

用法：共研细末，姜汁和饴糖为丸，桐子大，每服七八丸，姜汤下。

【审查意见】白附子辛甘大热，能冲动周身细胞之兴奋，开发壅塞，振起萎靡，为白附子之特长，合疏风、镇痉、祛痰、调气诸药，治中风瘫痪，颇称合拍，癫痫似嫌太热。

（14）治口眼歪斜方

豨莶草不拘多少，煎汤露过，入芽糖三两，空心顿服即愈。

【审查意见】豨莶苦辛而气臭，故须经蒸数次，功能专却风湿，但服下即愈，实属自神其说，芽糖不详。

（15）治血厥方

主治：无疾忽死，自闭口噤，眩晕，移时方醒，亦名郁冒，出汗过多，女人尤多用。

组成：东白薇、当归各一两，人参五钱，甘草钱半，每服五钱。

用法：水煎服。

【审查意见】是症每因心理之感触，头目晕眩，口噤失神，移时即醒，盖因脑筋血液循环，一时流行反常之故，一般名为血厥，白薇苦寒，滋阴清热，当归补血，人参强心，分之各有专长，合之能整调循环，审查者曾经试用有效。

（16）治鹤膝风方

组成：番木香四两（酒泡蒸去皮研用，麻油五两熬枯浮起为度，再用陈壁土炒干研细末），大西附子二两（童便煮过，去皮脐，切，焙干，研细，一两），大枫子肉二两（灯草水煮、研细、只用一两），穿山甲（洗净、土炒、研细）一两。

用法：以上四味，共五两，和匀收贮，患者每服七分，空心酒下，极醉出汗，七服除根。

【审查意见】药性猛烈，非至背城借一时，不可轻用。

（17）治中风恶疾方

主治：治中风恶疾，双目昏暗，鼻梁倒塌。

治法：皂荚刺三斤，炭火蒸一日，晒干为末，浓煎生大黄汤，下二钱。

【审查意见】双目昏暗，鼻梁倒塌，其为梅毒无疑，此方意在追风，不切殊甚。

（18）治鹅掌风方

治法：活蟹煮汤洗数次即愈。

（19）治卒中风效方

治法：藿香正气散加桂枝三钱，羌活二钱半，防风一钱，水煎服。

【审查意见】此为治感冒之方，卒中症岂宜专恃发汗。

（20）治中风方

主治：治中风，中痰，中暑，中气，干霍乱。

治法：生姜自然汁一盅，童便一盅灌下。

【审查意见】姜汁性温味辣，取其刺激之性，以救一切危症可也，但系中暑症及霍乱症，生姜切宜慎用。

（21）治瘫痪秘方

治法：熟牛骨髓一碗，熟白蜜斤半，滤过，加炒白面一斤，炒黑干末三两，四味和匀，如弹子大，每服三四丸，细嚼黄酒下。

【审查意见】瘫痪是运动神经麻痹，此方填补精髓，与兴奋神经，颇得其旨，但其功效太缓。

（22）治中风中痰急救方

治法：藜芦末，淡姜汤送下，如不愈，再加甘草汤送，吐出即止。

【审查意见】仍是涌吐法。

（23）治男女失心疯方

组成：白矾三钱，川郁金七钱。

治法：共为末，桐子大，每服二三钱，白滚汤下。

【审查意见】失心疯，是失却心之所欲，不得如志，忧郁而致之疯也，古云，心病还需心药医，药物虽期有效，此化痰活血之方，治痰凝血滞频验。

（24）治大麻风方

治法：明净松香不拘多少，化开去渣，取河水用净砂锅将松香煮化，不住手搅，视水色如米泔，当味极苦者，即浸入冷水内，将松香乘热扯拔，冷定坚硬，另换清水，再煮再拔，如前法制，不论数十次，只以松香体松洁白如玉，所煮之水，不苦为度。阴干为末，罗细听用，每料二斤，每日将白粥量投药末，和匀食之，不可多嚼，日进数次，不可更吃干饭，忌一切油腻酱盐醋、荤腥酒果糖面等类，概行禁忌，只饮白水，每日约服数钱，以渐而进，不可太骤，服后大便下毒物，服尽一料，自愈，用蜜丸亦可。

【审查意见】此病向在疡科何得入中风？大麻风，为一种顽固慢性之皮肤病，世称大枫子，为治本病之特效药，此方是否有效，颇难逆料，考其病史最古，耶稣圣经，已有癞病之记载，近今欧洲各国，绝少发现，惟我国南方一带，仍有患者，殊可怜悯。

（25）桂枝汤

主治：治风从外来，入客于络，留而不去，此方为中风症群力之祖。

组成：桂枝、酒白芍、甘草、生姜各三钱，大枣五枚。

用法：水煎服，须臾再饮热稀粥以助药力。

【审查意见】此仲景伤寒开宗之第一方，用桂枝汤，在仲景亦有一定之定率，不得任意乱用。

（26）仙传黑虎丹

主治：此药专治男妇气血衰败，筋骨寒冷，外感风湿，传于经络。手足麻木，筋骨疼痛，久则成左瘫右痪，口眼歪斜，不能步履。

治法：茅苍术（切片）、草乌（切片，煮）、生姜（洗）

各四两，生葱（连须研）二两，上四味，和一处拌匀，腌之，春五夏三秋七冬十，每日拌一次，候数足晒干，入后药。五灵脂钱二分半，乳香钱二分半，没药钱二分半，炒山甲五分，自然铜（火煅淬七次）二钱半。同前药为末，好醋糊为丸，桐子大，每服三十丸，空心温酒送下。妇人血海虚冷，肚腹疼痛，临卧醋汤下，止服三十丸，不可多服，服后不可饮冷水，孕妇忌服。

【审查意见】自然铜能消瘀化结，又伍许多活血药品，温通血脉，确有功效，但不可多服。

（27）治妇人鸡爪风方

主治：治妇人鸡爪风，十指抽搐，服黑虎丹立愈。

（28）治妇人鸡爪风灸方

治法：左右膝骨两旁各有两窝共四穴，灸三壮即愈。

【审查意见】妇人拘麻，十指抽搐，多是血虚有风，并寒冷所伤，活血定风，原是正治，但根治甚难，上二法皆可备试。

（29）治羊癫风神方

组成：人参三钱，白术一两，茯神五钱，山药三钱，半夏三钱，制附子钱，肉桂一钱。

用法：水煎，临发时服。

【审查意见】此方治癫而体素虚寒者，如面白脱色，少气不足以息，大便泻，身出冷汗等症，尚可斟用，否则，不可轻试。

（30）治中风不省人事方

主治：治中风不省人事，得病之日，进此药，免成废人。

治法：柏叶葱白一握，连根细捣如泥，无灰酒一大盅，煎一二十沸，去渣温服，如不饮酒，分作四五次服。

【审查意见】未必有效

（31）治羊癫风方

治法：用皂荚去黑皮取仁，焙干研末，每服五分，空心白汤下，不可间断。

【审查意见】此是祛痰药，并无其他神妙，但恐作呕，有痰壅涩不利者，方可用此吐之。

（32）治气心疯①方

治法：藜芦、甘草各四分为末，用温水调服，服药后必吐，吐见红丝，饮凉茶水一碗即止。

【审查意见】气心疯，意谓由气而不得之疯症，藜芦甘草，本为涌痰，何以须吐出红血丝，再饮凉水为止，措词太为荒诞，此方只可施于有痰宜吐之证，如属精神不愉快之病症，不因痰之为主者，决不可用。

（33）仙传神效方

主治：治大人气心疯、羊羔风、中风、中痰、小儿惊风等症。

组成：生石膏十两，辰砂五钱。

用法：为细末，大人三钱，小儿一钱，一岁至七岁钱半，八岁上二钱半。

【审查意见】此清脑安神之法，治急性脑充血证为宜，以研末煎汤，去渣为妥，药末不可多服，恐其寒胃，在小儿，尤不宜多服药末。

7. 麻木

按：经云，营气虚则不仁，卫气虚则不用，营卫俱虚，则不仁不用，是麻木不仁之病理，为营卫之虚，以今日之理

---

① 气心疯　"气心疯""心气疯""气性病"统一为"气心疯"，不再出注。

衡之，即血行迟涩，与运动神经麻痹所致，盖神经血液，本有相卫之关系，神经固能主持血行，而血液又须灌注神经，相互为生，相互为病。故麻木不仁，其主因为血行障碍，血行何以致障碍？前贤谓麻木不仁，系湿痰死血，流滞经络之故。治法，首宜去其滞物，如祛痰破血是也，次宜强心活血，如温通血液是也，三宜培气益血，如地芍参芪之类，三法或并用或单行，大要为久而虚者则并用，新而实者则单用，尤忌一切饮食肥甘，性欲冲动等，犯则难期治愈，慎之慎之。

（1）醉仙散

主治：治疠风，遍身麻木。

治法：胡麻子、枸杞子、牛蒡子、蔓荆子各一钱（炒），白蒺藜、瓜蒌根、苦参、防风各五钱。上为细末，每一两钱，入轻粉一钱，拌匀，每服一钱，清茶调，晨午各一服，至五七日，于牙缝中出臭液，令人如醉，或下脓血，病根乃去，当量人病之轻重虚实用，如病重者，须先以再造散下之，候元气将复，方用此药，止可食淡粥蔬菜，余食均忌。

【审查意见】所谓疠风麻木者，乃一时感受暴疠之气，与平时感轻微之风不同，生理上被此暴风之刺激，因而血行发生障碍，治宜疏风活血。方尚近理，惟胡麻系油润品，虽能止痒，乃止津液干痒之燥，新病外感重者，尚嫌不甚恰合，又加入轻粉，意在排泄滞物，然亦不须此法，服至五六日，牙缝中出臭液，是已中轻粉之毒，谨防牙疳腐烂，何得由此而除根哉？无理极矣，万不可信。

（2）通天再造散

主治：治大麻风恶疾。

组成：郁金五钱，大黄（煨）、皂角刺（墨者，炒）各一两，白牵牛六钱（半生半炒）。

用法：为末，每服五钱，日未出时，面东以无灰酒调下。

【审查意见】麻木门又夹入大麻风，乃原编者之庞杂，但此方有活血逐滞之功，应加入全当归、僵蚕、川芎、桃仁、红花等药。

（3）人参益气汤

主治：治五六月间，两手麻木，四肢困倦，怠惰，嗜卧，乃湿热伤元气也。

组成：口黄芪八钱，人参、生甘草各五钱，炙草二钱，升麻二钱，柴胡二钱半，芍药三钱，五味子一百廿粒。

用法：每服三钱，水二盅，煎一盅，去渣，空心服，服后卧一二小时，于麻痹处按摩屈伸少时，午饭前又一服，日二服。

【审查意见】两手拘麻，不仅夏令，在妇女多习见，凡青年妇女，一有本病之发现，则根治甚为不易，一面令患者，绝对禁食生冷，禁入凉水，再以活血舒筋诸品调理之，可期缓缓治愈，此方一派呆补升提，治本症不切。

（4）防风汤

主治：治血痹皮肤不仁。

组成：口防风二钱，桂心、左秦艽、炒赤芍、杏仁、黄芩、炙甘草、赤苓、川独活各一钱，全归钱半。

用法：生姜引，煎服，一方有葛根、麻黄，无独活、赤芍。

【审查意见】麻木者，非痛非痒，皮内如千足虫之乱行为麻，毫无触觉，不知痛痒者为木，治宜排除其障碍，冲动其血行，是方颇得其旨，或加僵蚕以治其神经疾患，尤觉相宜。

（5）蔓荆实丸

治法：蔓荆实（未浮皮）七钱半，炒枳壳、蒺藜子

（去刺）、白附子（炮）、苦桔梗、川独活、口防风各五分，共为末，备用，再以牙皂角八两打碎，水煮数沸去渣，少加白面熬成，合上末为丸，梧桐子大，每服二十丸，食后滚水送下。

【审查意见】此亦冲动之品，治偏于木者尚可，又牙皂之用，以形肥体白多痰者为准，否则不宜加入。

8. 头痛

按：头痛之原因颇多，约计之，可分为二，即（一）症候性头痛，凡由时令病、传染病以及肠胃病而来之头痛，悉属之。此类头痛，不必治头，他病愈而头痛自止、（二）习惯性头痛，由神经过劳，或脑充血，或脑贫血，或滥用烟酒，或神经衰弱，其痛如戴箍，或则如裂，或如针刺，有间歇者，有连续者，此类头痛须注意日常卫生，仅恃药饵，难收全功。又有所谓勤学性头痛者，虽属神经衰弱诱发而来，而实原于苦学，或悲痛，或手淫等等之事故，其状脑之前后，自觉的非常沉重，理解力、记忆力，大为减退，且神经每较锐敏，消化不良，大便不整，此类头痛，尤宜在其原因上立即矫正，并静养其精神，药物不过属于辅助而已。至偏头痛，头之一侧，常苦头痛，而尤以左侧为多，因神经过劳所致，其暴发偏头痛者，因于感冒，亦间有之，以上乃言头痛之梗概，至本门列方，非特不敷应用，而且效验不确，欲得其详，当广求各家书籍，关于验方之记载者。

（1）治偏脑痛方

将新瓦片作圆块，要如茶盅口大小，在炭火内烧红，淬在陈醋内一二次，用绢包裹熨太阳穴，冷却再熨，第二块，五六斤熨完，用帕扎住，避风二三日，永不再发。

【审查意见】醋淬新瓦，热熨太阳穴，对于神经、脑血方面之郁滞疲劳，当然能使一度之兴奋与流通，暂时见效，理所必然，若谓可以根治，永不再发，是又言之太过矣。

（2）治头风鼻流涕方

组成：甘草、人参、明天麻、白芍药、荆芥、薄荷叶、制乳香、制没药、白芷、甘松、甘菊、藁本、白茯苓、口防风、北细辛，以上各三钱。

用法：共为细末，贮瓶内，用少嗅之。

【审查意见】此方汇集散风活血，普通医治头风之药，嗅其辛香之气，使之由鼻窍而达于脑，必能感此传达之影响，足补内服治疗之不足，惟证势之轻浅者有效，如重者须佐以内服之剂方妥。

9. 腰腿疼

腰痛有三：（一）腰神经痛，为间歇性，稍劳则痛，休息则轻，即古医所谓肾虚腰痛是也，治宜滋补肾精。（二）寒湿腰痛，腰重如带五千钱，沉压涩痛，转身不利，治宜温寒利湿。（三）血滞腰痛，腰部刺痛，如以花针急刺，宜行血活络。腿痛有二，在关节者即急慢性关节风痹；在满腿痛者，多为肌肉风痹。其原因不外风寒侵袭，碍及血液之灌溉，故宜温散活血。所谓通则不痛，此治腰腿痛大概也。

（1）治腰疼丸

主治：专治火郁结，气不舒畅，邪入外肾，腰疼之证。

组成：川杜仲、破故纸二味俱青盐水炒各八两，童便制香附、夏枯草各四两，核桃肉一斤如泥。

用法：共为细末，炼蜜丸，如桐子大，空心盐汤或黄酒下二钱。

【审查意见】此为治慢性虚弱之肾虚腰痛方也，其中所恃以为力者，杜故核桃尔，余则疏利和肝，兼有肝郁者，本方良效。

（2）青蛾丸

主治：专治肾虚腰疼，或外邪所侵，腰腿筋骨作痛。

组成：川萆薢四两（分四份，盐水酒童便米泔各浸一份），破故纸、川黄柏、白知母三味（盐水炒）各四两，川杜仲四两（姜汁炒），川牛膝四两（酒炒），核桃肉半斤（去皮）。

用法：为细末，夏月用粥，秋冬用蜜。其粥用糯米一碗煮之，将胡桃肉杵烂如膏，和匀，石臼杵千下，丸如桐子大，每服七八十丸，空心盐汤下或酒下。

【审查意见】此方少利活血络之药，治肾虚及湿热者宜之，若被风寒外邪，勿误用。

（3）元武豆方

主治：补肾状元阳，治腰痛。

治法：羊腰子五十个，枸杞子三斤，故纸一斤（盐水炒），大茴六两（盐水炒），青盐半斤（洗去泥）、肉苁蓉十二斤（酒洗，去鳞甲）、阳虚加制附子一两，大黑豆三升（不要扁破的）淘洗滤干候用。上用甜水二十碗，以锅煮前药，至半干，去药渣，入黑豆拌匀，煮干为度，取出晒干，磨为细面，酒打蒸饼为丸，桐子大，空心白水下五钱。

【审查意见】肾阳衰弱，腰疲无力，身常怯寒，治宜温补兼施，羊腰子以腰治腰，为近今盛倡之脏器疗法，附子刺激副肾，使产生相当之内分泌，治慢性虚疼，当必有效。惟少疏利之药，恐补而有腻滞之害，应加茯苓、丝瓜络较妥。

（4）腰腿疼第四方

组成：故纸十两，洗净炒香，研末；核桃仁二十两，泡去皮，捣入泥，入故纸末捣匀。另用好蜜调匀如饴糖，贮器中。

用法：每日清晨，以暖酒调药一匙，服之效。

【审查意见】用故纸核桃以治腰痛，惟于虚寒者宜之，阴虚火动者勿用。

（5）养血汤

主治：治腰疼筋骨疼痛

组成：当归、生地、秦艽、川牛膝（酒洗）、肉桂、川杜仲（盐炒）、防风各一钱，白茯苓钱半，川芎五分，甘草三分。

用法：水二盅，煎七分，黄酒三分，热服。

【审查意见】疼痛病证，始由风寒之外袭，继以血行之迟缓，治当促进血行之速率，疏利关节之涩滞，此方活血补血中，加秦艽防风之风药，盖风药具有兴奋性，能鼓动机关之麻痹，用治疼痛，尤称合拍，如有热者，去肉桂加龟板为是。

（6）治筋骨疼痛方

主治：治筋骨疼痛，不拘何处。

组成：五加皮为末三钱，胡椒打碎七粒、鼠粪头尖者三粒（头圆者四粒），生姜三片。

用法：好烧酒一斤，共装瓶内，煮三炷香，食饱少时，尽量取饮，出汗，轻者一次，重者三次，以愈为度。

【审查意见】筋骨疼痛，果属寒湿浸淫，神经郁滞过久，方可以椒姜酒等之兴奋祛寒。鼠粪又名两头尖，或有谓两头尖非鼠粪，乃别为一种藤类之植物，二者孰切，尚待细究，然鼠粪供药，似亦少碍卫生矣。

（7）治肩背筋骨疼方

主治：治腰疼腿疼，神效，盖被出汗，不可透风，慎之慎之。

组成：槐子、桃核仁、细茶叶、脂麻各一两。

用法：水二碗，熬一半，热服神效。

【审查意见】此缓和神经之剂，津液虚少者颇宜。

（8）如深汤

主治：治男妇腰痛，闪腰血滞，腹中疼痛。产后服之更妙。

组成：元胡索（微炒）、全当归、上桂心各等分。

用法：为末，每服二钱，温酒调服。如作煎剂，加杜仲、桃仁、牛膝、续断各等分。

【审查意见】此方温运血脉，解散瘀结，凡疼痛之属于瘀滞者，必现刺痛，是方有效，但以属寒者为宜。

【订正主治】治男妇闪腰血滞，腰腹刺痛，并产后恶露不尽者。

（9）治腰疼妙方

组成：雄猪肚子两对，杜仲、破故纸、牛膝、制香附各三钱，青盐五分。

治法：竹刀剖开，去筋丝，每个内入药，用温草纸包，灰火煨熟，去药，酒下，一醉即好。

【审查意见】猪肚恐是猪腰子，以腰治腰，即今之所谓脏器疗法是也。又配补血调气祛寒诸药，治腰腿沉痛者有效。

（10）治腰疼流泪　肾虚方

组成：川杜仲、肉苁蓉（去鳞甲）、巴戟天、小茴香、破故纸、青盐各等分为末。

用法：用猪羊腰子三对，竹刀剖开，每个内入前药五钱，湿草纸包好，灰火煨熟，去药酒送下。

（11）腰腿疼第十一方

治法：破故纸研细末，每服三钱，温黄酒调服。

【审查意见】上列二方，皆为治久痛而虚者，新患腰痛，因于风湿及血凝者，不可漫服，慎之。按：以上二方，皆嫌太热，非因于寒湿者不可服。

（12）过街笑

主治：治闪腰疼。

组成：广木香钱，麝香三厘，为末。

用法：如左鼻疼，吹右边孔。如右鼻疼，吹左鼻孔，令病人手上下和之。

【审查意见】此亦通气之法，二香又能取嚏，但不如内服活血疏气为适当。

（13）治寒湿腰疼方

治法：大核桃两个，烧焦去壳，细嚼烧酒送下，腰疼立止。

【审查意见】核桃恐不能治腰痛。

（14）治筋骨疼方

组成：川山甲三钱，蜈蚣一条，全蝎、芒硝、生大黄、赤芍、麻黄、僵蚕、全当归。

用法：酒二碗，煎一碗，早晚服，忌椒酒房事。

【审查意见】此治感冒性，与尿酸性痛之方也，外有麻僵之发散，内有硝黄之通下，故必须见恶寒之表证，便秘之里证。用之方不致误，然此方功效颇猛，在家庭自疗，不宜率尔漫试。按：蜈蚣全蝎，皆弛缓神经拘急而设，非有神经性之病状，则蜈蚣全蝎，必须慎用。

（15）治腿疼难忍方

组成：核桃肉四个，酸葡萄七个，斑蝥一个，铁线透骨草三钱。

用法：水二盅，煎一盅，空心热服，出汗，不论风温俱效。

【审查意见】斑蝥性毒，不宜内服，应易威灵仙较佳。

（16）治腿疼膏

治法：芥菜子一两，松香末一两，共捣如泥成膏，布摊贴患处，出汗患愈。

【审查意见】芥子刺激颇猛，应减五钱妥，此系吊炎之剂，摊贴时间过长，恐红肿作痛，摊贴时间，宜一二小时为妥。

（17）治痛风方

治法：历节风四肢疼痛，即用醋磨硫黄敷之。

【审查意见】痛处不红不肿，而无炎性者，可用，否则不宜。

（18）葱灸法

主治：治虚怯人患肿块，或疼或不疼，或袭于经络，肢体疼痛，或四肢筋挛骨疼，又治流注，跌扑损伤，肿痛，棒打刺痛，妇人吹乳，阴证腹痛，手足厥冷。

治法：葱杵烂头炒热敷患处，冷则易之，再熨，肿疼立止。

【审查意见】此乃温行宣通法，允为外治之良法。

（19）治风瘫方

主治：四肢不顺，筋骨拘挛洗浴方。

治法：春槐桃李并茄柯、桑柘蓖麻共一锅，不论远年同近日，一洗风疾尽消磨。

【审查意见】蓖麻宜少用，又洗浴后，慎受风寒。

（20）武当山祖师石碑上方

时来风痒遍体时，无方调理最心疑，服此神清气又爽，神光如闪目如漆，武当石刻碑尚在，祖师亲口泄天机，若是此方无灵验，永作人间万世驴。

组成：胡麻子、威灵仙、何首乌、苦参、甘草、石菖蒲各三钱。

用法：为细末，服三钱，黄酒送下。

【审查意见】方歌鄙俗陋腐，殊属可笑，遍体发痒，多系风湿，方固有效，但不宜用此词套，假以眩世。

（七）失血病

1. 咳吐血

按：咳血，即肺出血，应归呼吸器。吐血，为胃出血，应列消化器。然中医书籍，向无系统的划分，其于病名，有以病为名者，亦有以因为名者，在此整理初创之际，厘定统系，有不少研究之处，又因此篇混咳吐唾血在内，故于分属系统，尤感不便，特颜曰失血病，是否适宜，敬矣。博雅指正。

古人谓吐血属胃，咳血属肺，唾血属肾，证之近理，颇多吻合。吐血原因，系素有积热，血液沸腾，偶遇郁怒气逆，血即随之外出，甚叶盈盆碗，色多暗紫，亦有鲜红者。过后，饮食如常，精神稍疲，而无发热咳嗽等症，此胃出血也。努力负重，胸部隐隐刺痛，久咳久嗽，肺伤而致咳血。发热倦怠，脉搏频数，此乃肺病重笃之证候，肺痨将成之介绍者，至若房劳精伤，精液亏损，全体中之器质逐渐衰弱，血管衰弱，血液渗流于外，随唾液分泌而出，貌似轻症，实为至重，余如呕血、咯血、咳血，皆随血管破裂之处而异，故轻重有别，治略不同，又有阳虚阴寒之失血，面色㿠白，脉迟舌淡，外感之失血，恶寒发热，头痛呕逆一般治法，降气毋使上逆，清凉以减血热，增加血液胶质，以助血液之凝固性。其阳虚阴寒者，甘温收摄之外感六淫者，发表疏散之，而消淤一法，尤为当要，查本门所列之方，不详症候，殊属笼统，今就各方下，附列意见，俾检用不至歧误，特说明原理于此。

（1）补荣汤

主治：治吐血、衄血、咯血、唾血，用此调理。

组成：当归、芍药、生熟地、栀子、茯苓、麦冬、陈皮、乌梅、人参、甘草。水二盅，枣三枚。

用法：煎一盅，温服。

【审查意见】二地归芍，补血凉血，栀子麦冬，养阴清热，为治失血症之套法，方中宜修正者，人参不可漫用，恐留瘀遗患也，即有心悸怔忡，脉虚自汗等虚象，用量以数分为度，陈皮性燥，终嫌欠妥，若有咳嗽多，胸闷脘满之症。宜于清凉剂中，少佐三五分，并加入郁金一钱，余如丹皮、茜草、三七、阿胶等，尤为行瘀止血之妙药，酌量加入，则奏效必捷。

（2）滋阴降火汤

主治：治阴虚火动，发热咳嗽，吐痰喘急，盗汗口干，此方与六味丸相间服用之，大补虚痨神效。

组成：百部三钱，生熟地、天麦冬、知贝母、白术、白芍、白茯苓、黄芪、地骨皮各钱半。骨蒸夜热，加鳖甲三钱；痰中带血，加真阿胶三钱。

【审查意见】本方主治咳嗽吐痰，吐痰当是咳血之误，盖二冬、贝母、地骨，皆与肺脏有特别之关系，可清补肺脏之组织，整调肺呼吸之工作。百部性温，能杀各种寄生虫，其成分为贺德林，乃镇咳祛痰之妙药，二地、白芍，填充血管中之胶质，以增加血液之凝固力。知母、地骨养阴退热，茯苓、黄芪，调中和胃，此治咳嗽咯血，血虚内热之方，然百部性温，肺脏燥火盛者，以减轻用量为妥。

痰中带血，加阿胶二钱，倍加熟地，盗汗不止，加炒枣仁二钱，倍黄芩，咽喉痒成痛，加桔梗、桑皮，倍贝母，咳嗽痰多喘急，加人参、沙参各二钱，遗精，加山药、芡实各五钱，牛膝二钱，小便淋闭，加车前子、萆薢各二钱，大便不实，加炒山药、扁豆各五钱。按痰中带血，宜加郁金、降香、茅梗等，阿胶亦可，熟地非有心虚志忒，腰酸口渴，脉数无力等虚症，切勿倍加，至盗汗不止，宜加生龟板、生牡蛎等，沉降潜热，不可倍加黄芩，盖寒凉败胃，必遗后患，咳嗽痰多喘急，加人参，不甚合宜，去人参、黄芪，加甜杏仁、法半夏、蒌皮、沉香，小便淋闭，宜去萆薢，加木通、滑石。

（3）治举重伤肺吐血方

治法：白及为末，米汤调服。

【审查意见】按：白及，其性稠粘，有补破损之用，相传用鸡清白及，研末调和，能补破损之器具，可以证矣。近代医家，研究白及之效用，殆与西药白阿胶相同，因其能增加体液之浓厚，而防止渗漏，故可减少咳嗽，能使血液之凝固，故能治咳血，征之事实，历验不爽，此为止血之特效药，但血止后，尚待善为调理，患者检方，不可恃此为已足。

【订正服法】白及为末，每饭后调服一钱，限于肠胃健壮而无消化不良者。

（4）治咳血不止出于肺者方

组成：松花、桑皮、生地、贝母、冬花、二冬、生草。

【审查意见】治血症不难于止血，而难于止血之后，无留瘀之变症，盖稍有留瘀，逆症蜂起，痨瘵之基，于焉以生，故治血症，清热通瘀，尤为当要，此方缺行瘀之品，宜加丹皮、郁金、当归尾、桃仁等味方妥。

（5）治咯血方

组成：松花、生熟地、天麦冬、阿胶、紫菀、知母、黄柏。

用法：水煎服。

【审查意见】咯血多由上部临近血管，及肺脏血管而出，或因血管菲薄之渗漏，或由血管破裂之冲流，所言出于肾者，实虽解索，本方用二地阿胶，以凝固血液，二冬知柏，以清热养阴，紫菀润肺，专理咳逆，并有止血之效，方中宜加茜草、丹皮、泽兰、牛膝等，始觉完善。

【增订主治】治咳血、咯血之脉数身热，口渴唇焦，心烦头眩，小便短赤者。

（6）治唾血不止方

主治：治唾血不止，出于胃者，鲜血随唾而出。

治法：松花、茜根、白茯苓、川贝母、二冬、杜仲、生地、柿饼各二钱，甘草七分，姜炭八分。以上各方，松花俱调入药内服。

【审查意见】唾血出于胃，其理殊不切。盖唾血，是由唾腺分泌唾液混来之血液，与唾血，因咳嗽及由痰涎中带来之血不同，又与吐血逆上满口反出者不同，唾血之原理，大抵由临唾腺之血管菲薄，血液渗漏于外，而随唾腺游出，故治唾血之法，要在培补血液，使血液浓厚，不越于外，则愈矣，此方治唾血不切，治咳颇可。

（7）治吐血方

治法：用鸡蛋一个打开，和三七末一钱，藕汁一小盅，再入酒半盅，隔汤炖热食之，不过两三枚自愈。

【审查意见】鸡蛋、莲藕，为通常服食之品，有清虚热和血补血之效，三七为通瘀止血之特效药，方虽平淡，效验颇确，惟于重症，不免力薄，若轻浅出血，及施于善后调养，定有卓效，黄酒性热，反能动血，以不用黄酒为妥。

（8）治唾血方

用猪心一个，不要割破，将粘黄土麻刀和匀，裹上一指厚，用房上阴阳瓦二个，合成一处，将猪心放在内，烧成灰，取出，磨成末，温酒空心服。

【审查意见】猪心一物，虽乡间亦简便易得，姑存备试，但此方非止血专品，恐无确效。

（9）治吐血数次方

组成：当归、白芍、桔梗、丹皮、地骨皮、桑皮、知母、天麦冬、栀子、藕节、甘草、侧柏。

用法：水煎服。

（10）治吐血二次验方

组成：茯苓、知母、桔梗、半夏曲、麦冬、地骨皮、杏仁、款冬花、百合、白芍、陈皮。

用法：水煎服。

（11）治吐血三次验方

组成：茯苓、知母、贝母、陈皮、山萸肉、地骨皮、丹皮、百合、款冬花、白术、麦冬、白芍、桔梗、全归、梨一片、煨姜一片。

用法：水煎服。

（12）治吐血四次验方

组成：陈皮、神曲、白术、香附、前胡、桔梗、白茯苓、麦冬、砂仁、黄芪、苏子、炙草、党参，煨姜三片。

用法：水煎服。

【审查意见】上列四方，皆云治吐血几次，所云之次，不知是吐血之数，抑是治愈之数，未经标明，语近含糊，究之无论如何，治病当以现症为衡，决不可拘泥死板。第一方为治咳吐血液，体温稍高，脉数口渴者。第二方治咳吐血液而兼痰涩者，若无痰，去夏曲为妥。第三方，为治胃呆少食，经过颇久之失血。至第四方，纯为健胃、疏气、镇血、祛痰等药，用之治血，大相径庭，若施于失血后，胃虚少纳，咳血痰涎，则可，反之，吐血正盛之际，浪用必致偾事。它如当归不宜酒洗，白芍尤宜生用，总以症候为准，不能预为固定，检方者，万勿盲从。

（13）经验吐血良方

治法：用碗盛清水，吐血在内，浮为肺血，沉为肝血，半浮半沉心血，随所见各以羊肺肝心煮熟，蘸白及末，日日食之自愈。

【审查意见】此《本草》摘元试血法也，白及之止血，其理可解，肺血肝血心血之说，不合学理，不可信。按：白及为止血之特效药，前已述之矣，然以肠胃健壮，能进饮食者为限，否则有碍消化。

2. 便血

按：便血症，其大要，须辨血在粪之前后，粪前下血为近血，是大肠湿热，粪后下血是远血，乃小肠寒湿，余有脏毒下血，肠风下血，痔疮下血，便燥下血，即其名以索其义，不难分别施治。再论其症象，脏毒下血，色晦暗，肠风下血，色鲜红，痔疮下血，出血如放线状，便燥下血，大便极干燥而困难。至其治法，粪前下血，宜清湿热，粪后下血，宜兼培补，脏毒下血，须苦寒解毒，肠风下血，应止血去风，痔疮下血，痔去而自愈，便燥下血，润肠即是止血。若谓治血便血之法，只有槐花、地榆、黄芩、黄连，然则金匮黄土汤之治便血，殆亦无可用耶。

（1）治脏毒下血方

组成：川黄连、川黄芩、川黄柏、生栀子、净连翘、槐花钱半，北细辛、甘草各四分。

用法：水煎，空心服。

【审查意见】脏毒下血，色紫晦暗，治当行瘀解毒，如有郁热者，本方可加归尾桃仁之类，否则三黄大寒，在所不宜，按此专治肠热下血。但如细辛终嫌不切，宜去之，又本方药味太峻，须经医家诊断明确，方可用之，家庭治疗，慎勿轻用。

（2）治肠风下血方

治法：代赭石不拘多少烧红投醋内淬七次，为细末，每服一钱，滚水调服，再以九蒸槐角作茶饮之，忌椒辛及房事。

【审查意见】赭石能止血，其理不知，姑存疑考，赭石宜生用不宜醋淬，治呕吐嗳气有效，治便血恐不甚确实。

（3）治肠风若泻血方

治法：椿根白皮末，每服二钱，酒调服。一方如人参。

（4）柿霜方

组成：柿霜四两，扁柏叶二两。

用法：为末，藕节汤调服。

（5）白鸡冠方

治法：白鸡冠、花根，煨熟服，数次即好。

（6）椿根皮方

组成：椿根皮（蜜炙）二两五、祁艾（炒）二钱，黄芩（炒）二钱。

用法：为末，每服三钱，黄酒下。

【审查意见】上列数则皆止涩清热之品，可备采用。

（7）椿白皮方

组成：椿白皮、蜂蜜各四两，广陈皮、甘草、芒大麦、黑豆各二钱。

用法：水煎晚服。

【审查意见】便血如因大便干燥，肠中血管努裂者，治当滑肠润便，则不治血而血自止，此方颇为近似，但椿白皮与蜂蜜并用，不合法度，又蜜宜冲服，不可同药共煎。

（8）百选一方

主治：治远年下血。

组成：卷柏、黑地榆各五钱。

用法：水煎服，通口服。

【审查意见】远年下血，如粪前近血，当宗金匮赤小豆散，粪后远血，则用黄土汤。卷柏、地榆，即凉血止血之义，恐远年下血，难达所望，但性平和，从无益亦少流弊，存之备试。

（9）干柿饼方

治法：干柿饼烧灰，每服二钱，米汤下。

【审查意见】此方虽平简，但甚便平民之用。

（10）治大便下血不止方

组成：全当归、炒川芎、炒白芍、生地黄、川黄连各一钱，川黄柏、川黄芩、槐花、栀子各五分。

用法：水煎，空心服。

【审查意见】此方用四物加三黄，补血清热，宜于质壮火盛者，炒黑存性，苟体衰胃弱者，不宜轻用。

（11）治大便下血方

治法：核桃一个，刮去皮瓤，将五倍子一个捣碎，填入核桃内，将核桃合在一处，用黄泥裹之，中插一孔，以出烟气，放在炭火内，煅令烟尽为度，取出研末，空心滚水调服，七次愈。

【审查意见】此方温补收敛止涩，治远年下血，确有功效。

（12）樗根皮方

治法：用樗根白皮炒黄，研末，三钱米汤下。

【审查意见】止涩之义。

（八）泌尿生殖病

1. 小便不通

按：小便不通，点滴不能下，其原因，有膀胱积热，有下焦虚寒，有肺气郁滞，不能通调水道，有肠胃衰弱，失却转输之力。渴而便不通，热在上焦气分，宜清肺。不渴而不通，热在下焦血分，宜凉肾，清凉通便无效，于利尿剂中，少佐肉桂以兴奋膀胱动作之机能，古医所谓蒸气化水是也，如滋肾丸之类。一般治法俱无效，则用吐法以开其滞，有如竹筒吸水，闭其上口，水则不下，开其上口，而水自下，此虽物理之常，亦可启人治病之机，在昔名医，每多称善，毋谓小便不通，仅有车前、木通、泽泻、茯苓，医之所患患道少，方法既多，庶可应机却病，不至为病所困矣。

（1）治小便不通方

治法：用小麦秸一掬，煎汤饮之。

（2）葱汤方

治法：水煎葱汤，饮之亦效。

（3）凤仙花洗方

治法：白凤仙花连根带叶，熬水，乘热洗肾囊阳具及两胯内即通。

【审查意见】小麦秸，能利小便，且消水肿，葱汤能通阳郁，但须无热者方可。白凤仙花未详。

（4）治大小便不通方

治法：用生大黄六钱，荆芥、皮硝各三钱，共为末，冷水调下。

【加减法】如小便不通，改荆芥六钱，大黄三钱。

【审查意见】荆芥利小便，确有功效，但此方分量过重，以减去三分之一为妥。

（5）木通汤

主治：专治小便不通，小肠疼痛不可忍者。

组成：广木通、飞滑石各五钱，牵牛头末二钱半，灯心二十寸，葱曰三根。

用法：水煎服。

【审查意见】此利水通套药，无他深意，可存以备用，但分量大重，宜减半为妥。

（6）白花散

主治：治膀胱有热，小便不通。

治法：朴硝不拘多少研末，每服二钱，小茴香汤调服。

【审查意见】朴硝清凉疏滞，茴香温辛流通，方义颇佳，足资备用。

（7）治小便不通方

治法：朴硝不拘多少炒热，用布托脐上，将皮硝在布上敷之，再以热水滴三五滴即通。

【审查意见】此为外治之良法，但宜热熨或敷脐上滴水，用布托之无效。

（8）淡竹叶方

治法：淡竹叶、牛舌头叶各二钱，通草钱，连服五次愈。

（9）甘遂调敷方

治法：甘遂三钱，用水调敷脐内，以甘草节煎汤，饮之即通。

【审查意见】前方宜于气分热结，口渴唇焦者，后方泻水之力太强，不宜轻用。

（10）萝卜叶方

治法：大萝卜叶捣烂绞汁半盅，入滚黄酒半盅，再入蜂蜜一匙服。

【审查意见】此方不宜用黄酒，若取温通，加乌药二三钱。

（11）盐灸方

治法：安盐于脐内，灸之即通。

【审查意见】外治颇佳。

（12）葱心方

治法：老葱心一根，蘸蜜入马口内，片时，援葱心即通。

【审查意见】法不应当。

（13）升麻方

组成：升麻三分，车前子三分，黄酒二盅。

用法：煎热服。

【审查意见】此方宜用水煎，少加葱白，黄酒性热，不可不慎。

（14）生鸡子方

治法：生鸡子九三枚①先吃，麝香一分，研细，碗盛，用滚水冲入麝香碗内令满，待温，将病人阳物泡入水碗，连肾囊泡之，小水即通。

【审查意见】先吃生鸡子，意欲取其清火，继用麝香浸法，颇有效验，但麝香价昂，在贫者无力购买，而富者，可延医以通尿管直放之，不必如是烦琐也。

（15）玉龙散

组成：玉簪花、蛇蜕各二钱，丁香钱。

用法：共为末，每服一钱，黄酒冲服即通。

【审查意见】此方宜于肠胃虚寒，所谓中寒停水者，丁香始为适应，否则不宜。

---

① "九三枚"疑为"三枚"。

（16）紫菀方

主治：治女人不得小便

治法：紫菀研末，用井花水调服三撮即通，如小便下血，服五撮止。

【审查意见】紫菀治血漏与尿血，曾试有效，其能否通利小便，尚待经验。

（17）颠倒散

主治：治大小便不通，此前后热结也，必用此散以治止。

组成：川大黄、滑石粉各六钱，皂角三钱。

用法：为末，黄酒冲服。

【加减法】如大便不通，大黄六钱，滑石三钱。如小便不通，大黄三钱，滑石六钱，皂角三钱。大小便俱用。

【审查意见】因热结而致二便不通，此古方已得其要，但皂角究为欠妥，宜去之，否则，必致呕吐。

（18）蜣螂方

治法：六七月间寻牛粪中大蜣螂，用棉穿起阴干，取全者放砖上焙之。以刀从腰切断，如大便秘，用上半截，如小便秘，用下半截，研为末，新汲水调服，如二便闭，全用神效。

【审查意见】蜣螂能通滞，不知能否利二便。

（19）治大小便不通用药无效方

治法：玄明粉轻者五分，重者一钱，水送下即通。

【审查意见】此清热泻下之义，无他特别，但恐量小力弱，不足达所望之目的，以二钱至三钱当可。

2. 淋病

按：淋病，小便涩痛，不能通利之证。沥者，小便灼热，淋沥点滴而下，不能畅通之证。古医分淋有五，气血膏砂热是也。论其原因，多以湿热贻之，沥则明系膀胱之火，清火利便，则尿自通。以近日实质之考察，据西历一千八百七十九年奈苏儿氏，始发见为一种球菌，称为淋毒球菌，其传染，概由交媾而直接感受，间亦有因接触附有病毒之服物器皿等。而间接染及者，特甚罕耳，故其治法，宜采用洗尿道法，以直接减其病原菌，内服适应汤药，以直捣其巢穴，如热淋则清热，血淋则和血，砂淋膏湿，则化湿浊，兹查所列验方，对于症候上，毫无规格，混淆殊甚，用者务细辨之，又小便淋沥，非小便频数，沥为热，数为寒，一为不能利，一为通利太过，切勿误施。

（1）治男子血淋不止方

组成：陈枳壳、海金砂各七钱，川黄连一两，生甘草五钱，瞿麦一两，飞滑石七钱，冬青子一两，王不留行一两。

用法：上分作七剂，灯心引，煎服。

【审订意见】治血淋，宜去枳壳，生草用稍，加牛膝、乳没、木通、归尾、赤芍等之行血药。

（2）马鞭草方

治法：马鞭草不拘多少，以水洗净，入石臼内捣烂，取自然汁半盏，和生酒一杯，炖热温服，三服即愈。

【审查意见】马鞭草治血淋，仅一通耳，恐未必能收全效，又生酒非血淋证所宜，当去之。

（3）浮小麦方

治法：浮小麦加童便炒为末，砂糖调服，一服即愈。

【审查意见】浮麦合童便，能清营热而静心神，治血淋颇有深意。然无专使，似嫌力薄，宜加生草梢、丹皮、丹参、木通、乳没等较佳。

（4）男发灰方

治法：男子头发，烧灰存性，调服。

（5）川牛膝方

组成：川牛膝一两。

用法：水煎早晚服。

【审查意见】发灰消瘀通滞，牛膝行血最妙，简便可试。

（6）治小便下血立效方

组成：旱莲草、车前子各等分。

用法：杵自然汁，每日空心服一盏。

【审查意见】煎车前子，相沿以布包煎，殊失其浓度之成分，不免力薄，兹可不必布包。添较多之水，防其焦壶，澄渣滤清，顿服，定收良效。

（7）治小便出血疼不可忍者方

治法：淡豆豉一撮，煎汤服。

【审查意见】豆豉治本症，其理不明，有效与否，尚待试验。

（8）治小便下血淋症方

治法：益母草捣汁服，一升即愈。

【审查意见】小便下血点滴疼痛，治当分别虚实。虚者，不甚疼痛，不觉难下。实者，点滴不通，刺痛难忍。虚则补敛血液，实则行淤疏滞。益母善通血液，以治血淋治实者，必获佳果。

（9）苎麻根方

治法：用苎麻根煎汤饮之。

【审查意见】苎麻根解热润燥，的是效方。

（10）琥珀散

主治：治小便下脓血。

组成：琥珀、海金砂、没药、蒲黄各等分。

用法：为末，每服三分，食前通草汤下。

【审查意见】小便下脓血，非膀胱炎即尿道炎，可用触诊法，触其小腹，以两手指，掐其肾茎，痛在何部，即可知其炎症之所在，琥珀散系古方，乃通瘀消炎之良剂。

（11）治小便下血方

治法：新地骨皮洗净捣汁，如无汁，以水煎取汁，每服一盏，加酒少许，食前服。

【审查意见】小便下血与血淋，二症迥不相同，一无便涩之痛，一则有之，便血多属虚，治宜温补收敛，山萸、阿胶之类。血多有滞，行瘀活血，在所必须，骨皮仅可清热和血，难期必效。

（12）蒜连丸

主治：治大小便下血。

治法：独蒜头，不拘多少，捣如泥，以黄连末为丸，如桐子大，每用四十五丸，空心陈仓米汤下。

【审查意见】二便下血，是由器官中之血管破裂，蒜本温热，虽有杀菌之功，但治二便下血不切。

（13）棕炭方

治法：陈败棕炭存性研末，每服二钱，空心酒下。

【审查意见】棕炭治便血或小便血，可备用，因有止血之功，若血淋则非棕炭可治。

（14）治小便淋沥方

组成：车前子四钱，竹叶五钱，水煎，入红糖三钱，露一宿，搅匀，次早温服。

【审查意见】此方只宜小便淋沥，不甚通利，而色黄赤，尿道中有灼热之感者，方可用此，为清热利水之药。

（15）治热淋涩痛方

组成：萹蓄二钱。

用法：煎汤顿服即愈。

（16）地肤草方

治法：地肤草，不拘多少，捣烂取汁饮之。

【审查意见】果为热淋涩痛，萹蓄自属正药，地肤清热利湿，二方俱可备用。

（17）治小便淋沥疼痛方

主治：血淋

治法：山栀子炒黑研末，每服二钱，滚水下。

【审查意见】山栀能净血，炒黑尤能止血，尤为有效单方。

（18）治热淋方

治法：车前子洗净连根捣烂，以井花水调匀，滤取清汁，空心服之。

（19）萆薢分清饮

主治：真元不固，不时白浊或小便频数，凝如膏糊等症。

组成：益智仁、川萆薢、石菖蒲、甘草、白茯苓、乌药各一钱。

用法：水煎，入盐一撮，温服。

【审查意见】本方治湿浊凝滞，清浊不分之便浊症，下元虚寒，提防不固之尿频数症。若灼热疼痛之急性淋症，大非所宜，又甘草须用稍，治慢性淋有效。

（20）五淋散

主治：治肺气不足，膀胱有热，水道不通，淋沥不出，或尿如豆汁，或如砂石，或冷淋如膏，或热淋尿血并治。

组成：赤茯苓六钱，生地黄、建泽泻、川黄芩各三钱，生甘草、全当归、广木通各五钱，炒赤芍、车前子、滑石粉、山栀子各一两。

用法：上作五剂，水二盅，煎五分，空心服。

【审查意见】此治淋症习见之方也，热淋固无不适，虚寒及慢性者，断不适用，生草宜用稍，方可通过溺道。

【订正主治】治膀胱有热，水道不通，淋症不出，或如沙石，尿道灼热，涩痛，证明其为尿道、膀胱、摄护腺①等之发炎症。

（21）三仙散

主治：治下塞流白。

组成：轻粉钱，乳香二钱，地肤子二两。

用法：研细末，每服二钱，热黄酒调服。

【审查意见】此方恐中轻粉毒，须慎用。

（22）紫花地丁方

组成：紫花地丁钱二。

用法：研末，黄酒白酒调服。

【审查意见】紫花地丁治淋病，仍治热淋症痛者，虚寒不宜。

（23）如意草方

治法：小如意草不拘多少，煎汤温服，又熬水熏洗肾茎亦好。

【审查意见】如意草即牛蒡，盖取滑窍通经之义。

（24）石莲子方

主治：治妇人白淋白带。

组成：石莲子、白茯苓各等分。

用法：为末，每服三分，空心黄酒顿服。

【审查意见】石莲健胃，茯苓渗湿，淋带治法，其大旨不过如此，但兼用洗涤尿道，则效尤捷。

3. 遗精

按：遗精一症，古人以有梦为心病，无梦为肾病，湿热

---

① 摄护腺 即前列腺。

为小肠病。其治法，大抵以填补心肾为主，有湿热者，则利湿清热，火浮动者，则滋阴潜阳，此症之成因，或以病后衰弱，精囊不固，或为情窦初开，妄为手淫，或因劳伤神经之衰弱，或因从欲房事之过伤，皆足以成本症。药物疗法，其效甚妙，要在去其原因而善养之。古人云，千滴之血，乃能成一滴之精，可知精液之最为可贵，频频遗泄，殊为剥削身体之加大利器，近今有为青年，几无不苦于此者，凡欲预防并望根治者必须（一）慎起居，节饮食，免致全体生理起变化。（二）节思虑，谨劳脑，免致神经被困而衰弱。（三）情窦初开，要明白手淫的危险，极力压制欲火。（四）房事不可多，以免精囊不固，少谈恋爱，实为减却预防本症之唯一方法。

（1）白龙汤

主治：治男子失精，女子梦交，盗汗等症。

组成：酒白芍、煅龙骨、煅牡蛎、桂枝各三钱，炙草三钱。

用法：水二盅，煎八分，枣二枚，温服。

【审查意见】此仲景经方，治上述诸症因寒者有效。

（2）治五淋遗精方

主治：治五淋遗精，马眼疼痛。

组成：明矾一两，炒山甲一两，黄蜡一两钱五。

【审查意见】五淋遗精，马眼疼痛，是当以淋为重矣，蜡矾丸止痛有效，炒山甲车前子较佳，按急性淋证，用黄蜡白矾，功效恐不甚确实，姑厥疑以待。

（3）治失精暂睡即泄方

组成：白龙骨四分，韭菜子二两（炒）。

用法：为末，每服二钱，空心黄酒调下。

【审查意见】遗精而至一睡即泄，虚劳末期，往往见之，此乃体质大衰之证，虽施培补，亦难复元，龙骨韭子，温涩精囊，备此一格可耳。

（4）如圣丹

主治：治肾脏虚惫，梦交鬼交。

组成：嫩白松不拘多少，用水煎拔四五次。

用法：为细末，宜滚水泡蒸饼为丸，如桐子大，每服五十丸，滚白水送下。

【审查意见】松香恒用为外科药，虽有内服者，亦以内疡为目的，治遗精之效不确。

（5）固精丸

主治：专治梦遗白浊神效。

组成：煅龙骨、石莲子去心各二两，广木通、五味子各三钱，石榴皮一两五钱（炒），蒺藜、韭菜子、口防风各五钱，枯矾、莲须各一两。

用法：共为末，米饭为丸，早晚服，每服二钱，白汤下，临睡时，细带盘紧大腿上，早起解去，临睡有紧。

【审查意见】蒺藜应为沙苑蒺藜，除去枯矾、防风，方觉纯而少杂，功专收涩，乃治遗精之一法耳。

（6）车前子方

组成：炒车前子、棕榈皮（烧灰存性）、萹蓄各三钱。

用法：为末，作一服，用白酒半斤，或一斤，锅内煮五炷香，滤去渣服。

【审查意见】通利之药，不能止遗精，煎用白酒，亦属不切。

（7）治梦遗方

治法：核桃仁四两捣烂，黄蜡二两，化开为丸，桐子大，每服三钱，滚水下。

【审查意见】核桃仁配黄蜡，其效不确。

（8）五倍子方

组成：五倍子两，白茯苓二两。

用法：为末，面糊为丸，桐子大，每服三钱，白水下。

【审查意见】五倍收敛，茯苓利湿，治梦遗尚是一法，少清热之药。

（9）知母方

组成：知母二两（姜汁煮蜜蒸糊为膏），车前子一两（焙），川杜仲（盐水炒）、黄柏（盐水炒）各二两。

用法：为末，米面糊为丸，每服二钱，滚水下。

【审查意见】遗精频频，属于相火之妄动者，即副肾髓质起变化，必有耳鸣、牙疼、目赤，唇如涂朱之见症，知柏清热，杜仲填补，应有效验。

4. 阳痿

按：古称男子以八为数，八八则阳尽而无子，其逾八八而能生育者，乃禀赋之强厚。若少壮及中年患阳痿者，多因纵欲过度，伤及肝肾，或由曲运神思，神经衰弱，大怒大恐，神经震乱，皆足以致阳痿，治法于培补之中，佐以兴奋之品。其大怒大恐者，则安抚神经，用镇静之法，而于欲念，须绝对禁忌。俗以阳痿为阳气大衰之证，纯用辛热温燥之药，却烁津液，终至全体被伤，反致无益有害，可不慎哉。

（1）延龄丹

一名乌龙丸，此方系八十二岁林老翁传。

组成：乌龙一条（即丈骨也，玉脑骨至尾全用，好醋浸一宿，煮醋干，再用酥炙听用），鹿茸（酥炙）八钱，巴戟（酒浸）一两，沉香一两，石莲子（去壳心）一两，远志（肉炒）五钱，大茴香五钱，石燕子雄雌各三对（烧红投姜汁内淬七次），破故纸（炒）五钱，以上为末听用。

何首乌（黑豆蒸九次）四两，熟地（酒洗）一两，床子（炒）二两，芡实肉二两，当归身（酒洗）一两，川芎一两，酒白芍、酒生地、天门冬、麦门冬、马兰花、冬青子、楮实子酒洗各一两，母丁香二十个，枸杞子四两，金樱子一斤（去核）。

用法：以上各味，用水一斗，煎至一斤，去渣取起，凉冷听用。和入药内，又用黄雀四十九个，酒煮烂捣匀，用药末乌龙骨为丸，桐子大，每服三钱。

【审查意见】阳痿之属于先天者，无治愈之可能，其年老不举，为生理之衰弱，亦无治愈之希望。惟在青年而阳痿者，或因神经之衰弱，或因房事之过伤，须寡欲清心，静养年余，内服滋补及兴奋药，或可恢复原状，若专恃药饵，未必有效。本方除去冬青、金樱、马兰，加核桃仁，清晨淡盐汤下，似较确实。

（2）太乙种子方

主治：专治阳痿不起，精子无子者。

组成：鱼鳔四两（炒珠），真桑螵蛸四两，韭子二两，莲头二两，九熟地二两，川杜仲二两，川牛膝（酒浸）、枸杞子（焙）、沙蒺藜（炒）、肉苁蓉（酒洗去鳞甲）、菟丝子（酒洗）、天冬门、炙龟板、炙鹿茸、破故纸（酒浸炒）、白茯神、远志肉（去骨，甘草水泡）、酒当归、人参各二两，青盐五钱一包。

用法：蜜丸，桐子大，空心服二三钱，如觉胸膈痞塞，服枳壳汤以疏之。

【审查意见】一派滋腻补肾之药，肠胃不壮者，服之必腻膈减食。总之，阳痿治法，须在日常营养品上注意，并静心寡欲，药物疗法，虽不可弃，但非专以药物可根治者。又此方宜加山楂、陈皮、枳壳，以防腻滞之弊。

（3）治脾肾两虚方

主治：治脾肾两虚，阳痿，精髓不固。

组成：菟丝子四两（酒煮），北五味、沙苑蒺藜、覆盆子、莲须、山萸肉、巴戟天、枸杞子各二两。

用法：共为末，蜜丸，每服三钱。

【审查意见】精髓不固，则其遗精或交媾早泄可知。本方有收敛止涩之效，但本症与阳痿各别，阳痿之症，必阳物不能勃胀，亦有因局部神经萎弱，而无关全身衰弱者，但其症甚少。其全身不衰者，当用外治方法，以兴奋该部之沉滞。本方一味呆补，治阳痿不甚合法。

（4）治阳痿方

治法：猪肠子新瓦上焙干为末，每服一钱，烧酒一盅调服，一次能管一月。

【审查意见】猪肠治阳痿，是否有效，尚待试验。

（5）治男子阳痿囊湿　女子阴痒方

治法：蛇床子煎汤，洗之即愈。

【审查意见】囊湿阴痒，本方洗之可愈，加地骨皮、花椒等尤效，但与阳痿无关，虽用未必能效。

（6）治囊湿瘙痒方

治法：炉甘石、蛤粉，为末撒之。

【审查意见】囊湿瘙痒，列入阳痿篇，不切殊甚，二味性能吸湿，治上症当然有效，但煅用较妥。

（7）外抹方

治法：白粱米粉、石菖蒲为末扑之。

【审查意见】燥湿吸水，必获佳果。

（8）养元汤

主治：状元固精，益气补虚，精液不泄，种子神方。

组成：全当归、川芎片、炒白芍、生甘草、酒熟地、炒杜仲、淫羊藿各一钱，炒杏仁、白茯苓、金樱子（去刺）各半钱，甘枸杞、川牛膝各钱八分，石斛钱四分。

用法：水煎服，连服十剂方好，壮阳固精之药，若阳痿，加山萸肉、苁蓉各一钱。

【审查意见】此等药若制为丸或散剂，则有妨胃之害，反不若汤剂为优，但此等药功效甚缓，多服汤剂，似觉非宜，煎膏亦可。生草宜易炙草。

（9）九仙灵应散

主治：治男子阴湿阳痿不举。

组成：黑附子、蛇床子、远志、海螵蛸、九节菖蒲、紫梢花、木鳖子、丁香各三钱，樟脑钱半。

用法：为末，每服钱半，水煎一碗温服。

【审查意见】此方不宜内服，煎汤熏洗，则可兴奋局部之不振。

（10）熏洗方

组成：蛇床子、防风、苍术各三钱，透骨草五钱，火硝两。

用法：水煎熏洗。

【审查意见】此与前义同，水煎熏洗，亦有兴奋功效。

（11）治囊肿方

组成：蝉蜕五钱。

用法：煎汤熏洗。

【审查意见】肾囊肿，除水肿而至囊肿，不易施治外，余则多系湿浊，蝉蜕能散湿浊，煎汤熏洗，必收良效，惟此症不宜列此。

（12）暖脐膏

组成：韭子、蛇床子、附子、肉桂各一两，独蒜头一斤，川椒三两。

用法：六味用真香油二斤浸十日，加丹熬膏。硫黄、母丁香各六钱，麝香二钱，为末，蒜捣为丸，如豆大，安脐内，用红缎摊前膏贴之。

【审查意见】温热辛香之药，安于脐眼神阙穴，其性必能直射腹中，下元寒者可用。

（13）洞府保养灵龟神方

主治：此膏能固玉池真精不泄，灵龟不死，通十二经脉，固本全形，如海常盈，百战百胜，强阳健肾，返老还童，乌头发，补精髓，助元阳，治五劳七伤，半身不遂，下元虚损，疝气，手足顽麻，阳痿不举，白浊下淋，妇人带下血淋，并皆治之。如常贴诸疾不生，延年延寿，体健身轻，如扑打损伤诸疮贴之，亦效。如交媾不泄，揭去即泄，而成胎，如不信，将衰老老人试之可验，功效无比，修制时须择日斋戒，勿令妇人鸡犬见之，每张六七钱至八钱止。

组成：炙甘草、天麦冬、制远志、川牛膝（酒浸）、酒生地、蛇床子（酒洗）、菟丝子（酒蒸）、肉苁蓉、虎腿骨（醋炙）、鹿茸（酒洗）、川续断（酒洗）、紫梢花、木鳖肉、谷精草（酒洗）、杏仁、官桂、大附子（童便制，油炙）。

用法：以上十八味，各三钱，或各一两，用油二斤四两，熬枯滤去渣，熬至滴水成珠。下松香四两，黄丹八两，雄黄二钱，硫黄三钱，龙骨三钱，蛤蚧一对、赤石脂、制乳没、沉香、母丁香、木香、麝香、蟾酥、鸦片、真阳起石各三钱，为细末。诸药下完，不住手搅，入瓷罐，下井中，浸三五日，出火气，方可用。每张用三钱，摊贴两肾俞穴及丹田。又脐外用汗巾缚住，勿令走动，六十日一换。

【审查意见】凡人体工新陈代谢之机能，极度沉衰时，则体温发生减少，故有恶寒蜷卧、粪便溏、小水清、阳痿不举、精寒自流等症，进而至心脏衰弱，脉搏微细，口唇与四肢之末端，郁血厥冷，且四肢之运动神经，因营养不足，而起不全麻痹或全麻痹，知觉神经，因停滞老废物之刺激，而起异常感觉或疼痛，以至筋肉亦为营养失调而弛缓。此等全体之弱症，统因新陈代谢之机能沉衰而致体温不足所致，此际用大温大热之品，或内服，或外贴，则能振起复兴是等之机能，此方之功用，大要如此。

（14）壮阳膏

组成：甘遂二钱，大附子三钱（烧酒泡透晒干），阿芙蓉（乳汁泡开）、母丁香、蟾酥各三钱，麝香三分。

用法：为末，多年姜葱汁二碗，煎成膏，将药入膏内搅匀，装瓷罐，摊贴脐上。

【审查意见】此膏宜治水肿，及少腹宿水，宜去甘草，便觉无害。但用治阳痿不切。

（15）封脐固阳膏

组成：大附子（姜汁制、阴干）、蟾酥四钱，麝香五钱，升硫一钱六分。

用法：上为末，用淫羊藿二两，白酒二碗，入羊藿熬煎好时，去藿不用，将酒熬成膏，和药末为二十四丸，瓷罐盛，如用时，取一丸，放脐中，不拘甚膏药贴之，其阳自然起也。

【审查意见】此与前洞府方之目的相同，但不如该方之周全。

（16）制硫黄法

组成：用硫黄半斤，牛粪一斤，共捣入阳城罐内半肚。火升，湿清布盖口。升起，布上硫可用，粪内硫不可用。

【审查意见】壮阳功用，不如用天生硫黄。

（17）专治阳痿方

用法：大附子（烧酒泡软），用银簪攒七孔，每孔入红娘子一个，外用绵纸包裹，水湿煨熟，取出红娘子不用，切片晒干为末。又用公鸡肝花一个，雀脑三个，团鱼胆三个，三味研入附子为末，丸桐子大。每服一丸，黄酒送下。解此药用皮硝二钱，煮红枣十个，每用一个。

【审查意见】此方壮阳之力太猛，切勿多服，若服之过多，恐引起咽喉肿痛，因其性太热故也。但用治阳痿仍然不切，因治阳痿症，另有专药也：淫羊藿一个，酒一斗，浸经三日，饮之妙。

【审查意见】羊藿止催淫耳，无他主药，不宜久用。

(18) 治阳痿不起方

治法：草苁蓉二斤，以好酒一斗浸之，经宿，随意早晚饮之。

【审查意见】苁蓉温补，其性和平，但非治痿专药。

(19) 蜂房方

治法：降房烧灰存性，为末，每服一钱五分，凉水送下。

【审查意见】降房恐是蜂房之误，蜂房虽能治阳痿，但有毒，不宜内服，中其毒者，无法解救，慎之，慎之。

(20) 治阳衰阴痿不举方

治法：天雄、菟丝子各等分，为末，用雀卵清为丸，桐子大，诶服十丸，空心黄酒下。

【审查意见】此亦兴奋之品，能增加体温，缩小便，但不能治阳痿。

(21) 补肾壮阳丹

主治：此药最能添精补髓，保固真精不泄，善助元阳，滋润皮肤，壮筋骨，理腰膝，其效如神。

组成：蒺藜一斤（酒洗炒黄），莲须八两（炒），山萸肉（酒浸一夜，蒸焙干）、川续断（酒洗蒸）、覆盆子（去蒂酒蒸)、枸杞子（酒蒸）、金樱子膏各四两，菟丝饼、芡实末（炒）各八两，五花龙骨（醋煅三五次）一两。

用法：为末，金樱子膏量加白蜜为丸，桐子大，每服三钱，空心滚水下。

【审查意见】此方于滋补之中，加入收涩之品，治遗精或可有效，治阳痿则未必能验，但多服恐有妨胃之害。

二、小儿科

吐泻

1. 烧针丸

主治：治小儿吐泻如神。

组成：黄丹（水浸）、枯矾、朱砂各等分。

用法：用小枣肉生捣为丸，如樱桃大，每服一丸，戳于针尖放灯上烧燃研烂，冷米泔水送下，吐呕食后服，泄泻食前服，一岁至三岁一丸，三岁至五岁二丸。

【审查意见】泄泻为胃黏膜刺激分泌过量液体之故，本品有抑制收涩之效，故能治上列所主治之症候，以治水泻尤佳。

2. 治小儿吐泻不止方

治法：干团粉三钱，用鸡蛋清摊调纸上，贴囟门，泻止去药，如呕吐不止，用此药贴足心，其吐立止。

3. 治大人小儿呕吐不止方

治法：萝卜叶捣烂取汁，饮即止。

【审查意见】恶心呕吐不止，胃气之上逆，萝卜叶有刺激胃部疏通气滞之效，故服后必作噫气，能使胸脘饱闷者顿舒，唯此方非治吐专品，如气弱者，用此无效，反恐伤胃。

4. 治小儿吐乳不止方

治法：蚯蚓粪为末，每服五分，空心米饮下。

【审查意见】小儿呕吐，不外停食、受风，或郁热气逆所致，此宜治内有郁者。

5. 治小儿吐泻方

主治：治小儿吐泻，慢脾惊风，一二岁可服。

组成：朱砂五厘（二岁以上一分，三岁四分），全蝎一个（去脚毒，一岁一个，三岁两个）。

用法：为末，白汤调服。

【审查意见】此为治惊风流行之单方，吐泻无效。

6. 治小儿呕吐不止方

治法：朱砂一分，团粉三分，黄土五分，以凉水调下即止。

【审查意见】此方有镇逆并保护胃内黏膜之功，持续或发作性之吐者可用，骤然呕吐者不宜。

7. 封脐丸

主治：治小儿吐泻。

组成：肉豆蔻（面裹煨熟）钱半，雄黄末一钱。

用法：上为末，醋糊为丸，黄豆大，晒干，每用一丸醋泡少时，放脐内，以膏贴之。

8. 狗皮膏

主治：贴小儿泻痢，兼可作封肚暖脐膏。

组成：木鳖子十个打碎，杏仁四十九个，桃柳枝各四十九寸。

用法：用脂麻油七两，将药入内，炸黑枯色，去渣净。入飞过黄丹三两，用槐柳搅令烟尽，滴水成珠。待温，再入乳香、没药各五钱，麝香一钱，研末，搅匀，入水中，退火气，贴皮上，贴腹脐神效。

【审查意见】上二方治寒积痞块，及虚寒泄泻，粪色青白者有效。

三、外科

（一）阴蚀疮

按：妇人之性，多偏而多郁，若有不遂，则心肝肾三经之火，勃然而起，遂致阴中生疮，其类不一，或生阴蚀疮，或生阴茄，或生阴蕈，或生疳疮，或生翻花疮，或生𧏮疮，极痛极痒，状如虫行，淋沥脓汁等症，皆由湿热与心火相聚而生，唯阴病难治。性气和缓之妇，胸次袒夷，服药易治，若性悍妒之妇，习于性成，服药百贴方愈，必须忌口绝欲，戒性为要，当以补心养胃，与茯苓补心汤，内补托里流气饮间服之，其阴中肿块如枣核者，名阴茄；扁如蕈者，名阴蕈；阴中极痒者名阴蚀疮。

1. 茯苓补心丹

主治：阴蚀服方

组成：白茯苓，干葛，前胡，桔梗，半夏，甘草，陈皮，白芍，紫苏，人参，半夏，当归，熟地，川芎，枳壳，姜三片，枣二枚。

用法：灯心引，水煎服。

【审查意见】此方除去人参，治血虚感冒者有效，治阴蚀疮，似不甚切。盖阴蚀疮，多系湿热下注，宜用龙胆泻肝汤加减，以利湿清热，尤宜兼用外治法。

2. 补心养胃汤

组成：陈皮，半夏，茯苓，甘草，白术，黄连，当归，川芎，生地，青皮，白芍，槟榔，乌药，远志，滑石，山栀仁，胡连，车前子。

用法：水煎服。

【审查意见】此系一派苦寒利便之药，治湿热可以斟酌加减。

3. 内补托里流气饮

组成：甘草节，茯苓，泽泻，猪苓，紫苏，山栀，黄连，白术，当归，川芎，生地，白芍，人参，黄芪，木通，青皮，香附，苦参，白蒺藜。

用法：水煎服。

【审查意见】此方杂乱无章，毫无处方法度，用时宜斟减数味。至人参、黄芪，体壮实者，不可漫用。

4. 水黄膏

治法：用黄连二两，水二碗，文武火煎至一碗，滤去渣，再重慢火，煎至一酒杯，加冰片三分，麝香二分，轻粉五分，硫黄末一钱，俱研末调和，以鹅毛润阴内立效。

5. 抹散

组成：黄连末、鹿角灰各一钱，红绒灰七分，鸡内金灰一钱，儿茶七分，珍珠末、冰片、轻粉、麝香各五钱。

用法：为细末，干撒患处。

6. 洗方

治法：芭蕉根捣烂煎汤，温洗避风。

7. 熏洗方

组成：川椒五钱，蛇床子半斤，白矾三钱，艾叶一两，桃柳枝各七寸，苦参一两。

用法：米泔五六碗，煎滚水去渣，乘热熏洗。

【审查意见】上列外治数则，既能消炎，又能杀菌，洵属良法，川椒、艾叶宜少用，否则，刺激疼痛，米泔煎法颇佳，以能减弱刺激性也。

8. 治阴慝疮方

组成：雄黄一钱，硫黄五钱，桃仁一钱，木鳖子一枚

（去壳挫片），艾叶五钱。

用法：入煎药内作条，放在马桶内熏之，虫即出。

【审查意见】杀虫颇佳。

9. 治阴中极痒方

治法：大蒜捣碎，煎汤洗之，后以杏仁烧尽烟，研末，棉里裹纳阴内。

10. 牛鸡猪肝方

治法：牛鸡猪肝煮熟入阴户，其虫入肝内。又：水银、轻粉、雄黄和枣研细，无星为度，入阴户。

【审查意见】以肝纳阴户即妙。水银等不可轻用，恐中毒。

11. 治阴冷方

治法：母丁香十粒，研末，缝纱袋内，如指大，入阴户。

【审查意见】此治标之法也，阴冷而有全体衰弱者，宜煎服八味丸。

12. 治阴中坚痛方

治法：白矾五钱，生大黄、生甘草各二钱半。为末绵裹如枣核大，入阴内。

【审查意见】功效不确。

13. 阴中生养用黄芩汤

组成：当归、黄芩、川芎、大黄、白矾各二钱，黄连二钱。

用法：水煎洗之，敷硫黄、轻粉、雄黄末。

【审查意见】轻粉不宜。

14. 治绣球风方（又名肾囊风）

组成：龙胆草一钱（洗），连翘一钱，酒生地一钱，泽泻钱，木通六分，车前子、黄芩、栀子、归尾各六分，黄连、生草各五分，荆芥、防风、蝉蜕各一钱，生姜三片。

用法：煎汤空心服。

【审查意见】杂凑成方，不合法度，应斟酌加减，可以言清热败毒。

15. 洗方

组成：蛇床子、威灵仙、苦参、归尾、生草各五钱，加蒜瓣一把。

用法：水煎熏洗。

【审查意见】洗方颇佳，宜珍视之。

（二）口腔病

按：口腔有病，有原发性继发性二种，原发性者，不外因温热器械化学之刺激而起，继发于传染病，及诸全身病或肠胃病之后，治当辨虚实，别寒热，如无全身病症，以含漱之局部疗法为佳，切勿投汤剂，而致欲益反损也。针海泉、人中、合谷。

1. 口疮

（1）治口舌生疮方

组成：川黄连三钱，石菖蒲一钱。

用法：水煎服。

【审查意见】口腔生疮，多由胃火湿热，与宿食积垢所致，若发于贫血衰弱之体，又当兼顾全身病状，不宜概施寒凉，如属单纯性之口疮，以含漱涂布为佳，黄连苦寒，切宜慎用。

（2）治口疮方

治法：用陈白螺壳烧灰，加儿茶少许为末，吹患处，诸疳悉治。

（3）擦方

组成：硼砂、儿茶、薄荷各二钱，青黛一钱，冰片五分。

用法：为末擦之。

【审查意见】此方泻热杀菌，为外治之良药。

（4）生黄柏方

治法：生黄柏蜜炒，研末涂之。

（5）孩儿茶方

治法：孩儿茶口内噙化即愈。

（6）赴宴散

主治：治口疮三焦实，口舌糜烂，痛不可忍。

组成：黄连、黄柏、黄芩、栀子（炒黑）、细辛、干姜各等分。

用法：共为末，先用米泔水漱净口，后擦药，吐咽不拘。

（7）水火散

主治：治口内生疮神效。

治法：黄连二两，干姜一两，为细末，擦于疮上，疼痛即止。

【审查意见】口舌生疮，红肿而痛，以常法施治无效者，上三方俱可试用。

（8）夏子益奇疾方

主治：治口内肉球，有根如线，长五六寸余，如钱股，吐出，乃能食物，捻之则疼彻心者。

治法：麝香，研水，日作三服，服之自消。

【审查意见】此症恐系口腔瘤，应以手术治之，所用麝香，恐难如意。

（9）治口内红白口疮方

主治：治口内红白口疮，鹅口茧唇等疮。

治法：黄柏大片火炙，涂蜂蜜，炙干为末，上疮咽下，或作丸亦可。

【审查意见】甘苦凉润法。

（10）凉膈散

主治：治三焦实火，烦渴，口舌生疮，小水赤黄，大便结涩等症。

组成：川大黄、芒硝、桔梗、连翘、栀子、黄芩各一钱，薄荷五分，甘草三分。

用法：水煎服。

【审查意见】此河间方也，必为三焦实火，而有上述诸症者，方可试用，否则不敢轻用。

（11）生香膏

主治：治口气热臭。

治法：甜瓜子去壳研细，入蜂蜜少许，调成膏食，后含化。

【审查意见】口臭，多因胃中宿食郁热，但宜清胃消食，此方未必有效，备治以供试验。

（12）治口臭方

治法：儿茶四两，桂花、硼砂、南薄荷各五钱，制法甘草熬膏，作丸噙化。

【审查意见】用此药，宜兼服清胃消食之剂，盖凡口臭，而胃未有不热者。又按：此方治因口疮，而有黏液分泌物之口臭有效。

（13）丁香蜜丸方

组成：丁香、藿香叶、零陵香、甘松、香附、白芷、当归、益智仁、白豆蔻、桂心、槟榔各一两。

用法：蜜丸桐子大，每噙五丸，二十日见效。

【审查意见】此以香辟臭之义，毫无深意，恐香燥助热，愈增其臭也。

（14）治唇裂生疮方

治法：用瓦松、生姜捣和，入盐少许，捣涂。

【审查意见】生姜不切。

（15）治冬月唇干出血方

治法：用桃仁捣烂，猪油调涂。

【审查意见】有润燥之效。

（16）治缺唇方

组成：白丁香（即雄雀粪）、胡椒各七粒。

用法：二味为末，烧酒调作药。割开破唇，以龙骨、白蚁为丸，擦上，以花针缝之，外将篾板夹住，居静屋内七日，勿许哭笑，恐裂开唇口。

【审查意见】补唇术，西法甚精巧，宜采用之，此方效恐不确。

2. 舌病

（1）治喉风舌大如胕方

主治：治喉风舌大如胕，即时不救即死。

组成：火硝、硼砂各三分，胆矾、青黛各二分，僵蚕五分，冰片一分。

用法：共为末，吹之即愈。

【审查意见】舌大如胕，即舌胀耳，宜兼刺舌下二穴。

（2）治舌肿神方

主治：此症卒然舌大肿硬，咽喉闭塞，即时气绝，至危之症。

治法：用皂矾不拘多少，以新瓦火煅变红色，于地上候冷研细用。将病人用铁钳拗开牙齿，以药擦上，其舌即活。

【审查意见】此药腐浊收敛之力过强，不如上方纯全。

（3）治舌上出血方

治法：用香薷煎服。

【审查意见】香薷辛散温解，为暑月麻黄代品，止血之理不明。

（4）鸡冠血方

主治：舌忽胀大。

治法：用雄鸡冠血涂舌，咽下即缩。

【审查意见】鸡冠血治舌胀，古刊单方俱载之，其理若何，是否有效，不详。

（5）治舌肿方

治法：用蒲黄掺之效。

（6）舌长过寸方

治法：冰片研敷之，即效。

（7）治舌出血方

治法：槐花末敷之效。

（8）治舌上生疮方

组成：生黄柏八分，生黄连五分，孩儿茶一分。

用法：研末擦之。

（9）断舌方

主治：兼治蜡烂疳，此疳阳物不伸不缩直挺者。

治法：用黑狗头一个，连毛剖开，入黑铅一两于脑内，用盐泥封固，入大炭火内煅红，取出听用。将铅一钱化开，入汞一钱于内，研极细，配细药，乳香（去油）、制没药各一钱，轻粉二分，硼砂一分五厘，雄黄一分，寒水石四分，共为细末，同铅汞和匀，收瓷瓶内，封口，不可泄气，一料止收一年，次年药性去，不可用矣。如断舌二三日俱可治，一日更妙，先以米泔水，熬莲须葱水洗净后，用绵胭脂擦干，将药敷上，二刻，舌生津液，味复如初，即刻去药，如迟，恐舌太长。

【审查意见】舌被伤而截然两断，用任何药，亦难再合，如破裂而连续未离，珍珠象牙，及其他生肌长肉之药，为最适宜，此方配制颇烦，药性又嫌腐蚀耳。

（10）治龟头方

治法：以葱须煎汤，熏洗，上药，一夜可长半寸，如不足，次夜再擦，合势则止，用甘草水洗净，忌鱼腥、公鸡、羊肉一月。

【审查意见】此条词意脱落，不知治龟头何症，又不知上何等药，且谓一夜可长半寸，亦难信从。

（11）治断舌方

主治：治断舌，并疳疮，蚀至玉茎，俱可立长复原。

治法：用黑铅五钱，化开，即投汞二钱二分，研至不见星为度，又用寒水石三钱半，轻粉二钱半，硼砂一钱，共为细末，用葱（艾）花椒熬水，洗患处。若怕洗，将汤入瓶内，将龟头向瓶口熏之，止痛后，再洗，拭干，掺上此药。如舌断，先用乳香没药煎水，口嚼，止痛后，再洗，拭干，掺上此药，即长如旧矣。

【审查意见】此方杀菌之力颇强，治梅毒性之下疳尚可，用治舌断，谬误殊甚。

（12）治舌下肿—疙瘩稀烂方

治法：用无杂毛的白马粪，阴干瓦煨灰，加冰片少许，为末敷上。

【审查意见】凡灰者皆具有碱性，能凝敛血液，又加冰片之清凉，当期必效。

3. 鲠

按：鲠者，因误吞杂物，梗塞咽中，咯之不出，咽之难下，大有阻塞气机，妨碍饮食之危险，故须赖药力以救之。鲠字从鱼者，以鱼碎骨极多，食鱼肉，最易哽咽，此鲠字之定义。《外台秘要》列诸哽方，三十五首，误吞物方，一十七首，其方意可分析而论之。大率有取其滑者，如多食羊脂肥肉，能引针箭钉铁之类；有用其缚者，如韭菜麦叶，能裹环锅之类；有用其引者，如磁石吸铁针之类；有用其类者，如以血余（即头发），烧灰研末，水调服，又如发灰治吞发绕喉之类；有用拔法，如吞鹿筋竹篾等。取其所哽之物，用手术以拔去之，有用切法者，如鱼笋须渔网治鱼骨鲠之类；有用其制伏者，矿物如秫能软银之类，动物如鸬鹚鱼，狸虎制骨之类；有用其魇者，如刀锯渍酒，治竹木哽之类。明理以推法，无往而非治病之取材，是门列方无多，故特附说明其原理于此。

（1）治鱼骨鲠方

治法：食橄榄即下，或以橄榄研末，急以水调服自下。

（2）治误吞木屑方

治法：以斧头磨水，徐徐咽之自下。

（3）治骨鲠神效方

治法：用山柰煎汁，徐徐咽之。

（4）砂糖方

治法：用砂糖噙化，哽自下也。

（5）吞肉方

治法：不要四眼人见，急将箸（即筷子）倒过，随意钳肉一块，急吞下。

【审查意见】注意，此方用意在急字，即使有效，亦属偶然。

4. 齿痛

按：有齿痛，有龈痛。凡唇颊肿，龈烂赤，能切能嚼者，龈痛也，不得切，不得嚼，颊唇如常者，齿痛也。盖齿为骨之余而属肾，龈则手足阳明之所荣络，现今世人，所患齿痛，属龈痛者多，其原因，不外虫蚀、风、火、血液停积，压迫龈部之神经，更有寒闭血液，不能上荣，内热充澈，熏蒸上亢者，致龈部神经拘急作痛者，治当别新久，判虚实，庶不致误。

太渊在掌内侧横后须动脉中，承浆在颐前唇后，稷下宛宛中，闭口取之，上牙疼针人中、太渊，下牙痛针龙玄、承浆、合谷。

（1）防风升麻汤

主治：专治牙疼。

组成：软防风、绿升麻各八分，青皮丝、大生地、全当归、牡丹皮、细辛各五分。

上门牙疼，属心火，加黄连、麦冬各五分。

下门牙痛，属肾热，加知母、黄柏各七分。

上左边牙疼，属胆，加羌活、胆草各八分。

下左边牙疼，属肝，加柴胡、栀子各八分。

上右边牙痛，属太阳，加大黄、枳壳各八分。

下右边疼属肺，加黄芩、桔梗各八分。

上两边疼属胃，加川芎、白芷各八分。

下两边疼属脾，加白芍、白术各八分。

用法：以上照方加减，水煎后温漱口，再煎再漱。

【审查意见】按少阴之脉，循喉咙，挟舌本，不能至齿，唯手阳明之脉，入下齿，足阳明之脉，入上齿。故龈痛者，责在阳明之火盛，齿痛者，非虫蚀，即肾虚。清阳明，入桑菊、玉女，杀虫，用含漱，若肾虚，则宜补肾，外感须散风寒，此为治齿病之大概。若谓牙之上下左右，分属五脏，实无稽之谈也。本方散风活血，治风寒之龈痛有效，去升麻、细辛，加桔梗、薄荷尤为安当，又细辛有麻烈性，宜入含漱剂，煎汤漱口，有麻醉龈部神经之效。

（2）治火牙疼方

主治：治火牙疼。

治法：巴豆（去皮）一粒，捣如泥，用灯花纸包。左牙疼塞左耳，右牙疼塞右耳。

【审查意见】恐耳受巴豆刺激之害。

（3）治牙疼方

组成：小麦一大把（炒黄），槐枝五七段，花椒三钱。

用法：煎汤漱口。

【审查意见】此治虫蚀牙疼者有效，加入细辛、荜茇等，其效尤捷，但不宜咽下切切。

（4）绿豆胡椒粉方

组成：绿豆子十粒、胡椒七粒。

用法：共为末，锦囊包，如桐子大，咬牙疼处立愈。

【审查意见】此通俗相传之单方也，除牙床潮红肿胀之牙疼外，皆可试用，但恐暂时有效，专恃此方，不能除根。

（5）擦牙固齿神方

主治：治牙疼痛，能壮筋骨，老人服之，须发返黑，齿落更生。少年服之，至老不衰。得遇此者，真有仙缘，当珍重之，不可轻忽。

治法：蒲公英一斤洗净，胡盐两，制香附五钱，后二味为细末，和蒲公英淹一宿，分为二十四团，用皮纸三四层裹扎定，又用蚯蚓粪如泥，洗洁晾干，以文武火煅通红为度，取出晾冷，去泥为末，早晚擦牙漱口，吐咽任便，久久自效。

【审查意见】擦牙后不宜咽下。

（6）枸杞漱口方

主治：治满口齿缝中出血。

治法：枸杞子为末，水煎连渣漱咽。

【审查意见】枸杞子根，即地骨皮，能清热消炎，无论煎服含漱，俱可治有热之牙疼，牙缝出血，亦可推而用之。至枸杞子之止血，其理不详，当以连根煎用为妥。

（7）天仙子、熏方

主治：治虫牙用。

治法：天仙子烧烟，以竹筒引烟熏痛处，其虫即出。

（8）蒺藜根灰方

主治：打动牙用。

治法：蒺藜根烧灰，以贴痛处即固。

（9）取虫牙方

组成：白芷钱，花椒、韭子各五分，樟脑三分。

用法：上为细末，用纸包少许，塞鼻中少时，取膏药贴牙疼处，其虫尽出在膏药上。

（10）治牙老作疼

主治：治牙老作疼，欲吊不能落，用此方能落。

治法：鲫鱼一尾，去肠净，将人言末散放在内，吊当风处，自有霜出，扫放瓷罐内，用少许点牙根处，令咳嗽一声，牙即落。

【审查意见】中医外科手术，向不发达，故有此烦琐之法。今既手术渐进，以用钳子拔去即可，如此方，配制既费时日，且恐妨碍卫生，不必试用。

（11）齿痛第十一方

治法：玉簪花根少兑人言末、白矾，共捣烂，上牙根处即落。

【审查意见】此与前方同，不必试用，以手术拔法为佳。

（12）治牙疼神效方

组成：玄参、升麻、细辛、石膏三钱。

用法：温服，忌烟酒动火之物。

【审查意见】此治内有热而外感寒之牙痛，用细辛以三分为足，若纯系内热，不如玉女煎，加丹皮、桑菊为妙，细辛宜另煎含漱，升麻宜易桔梗。

（13）一笑散

主治：立止牙疼。

组成：火硝钱，冰片一分，明雄一分，元明粉五分。

用法：共为末，擦患处。

【审查意见】此方火硝、明雄，宣热止疼，外治较内治为安，但宜吐去毒素涎，不可咽下。

（14）火硝第一方

组成：火硝一钱，朱砂三分，冰片一分。

用法：共为末，擦患处。

（15）火硝第二方

组成：火硝、硼砂各一钱，冰片一分。

用法：为末擦患处。

（16）治牙床出血方

组成：苦参一两，枯矾一两。

用法：为末，日日擦之。

【审查意见】此方不无止血之效用，但味苦而又作痛实属不妥。

（17）治走马牙疳方

治法：人龙瓦上焙干，研极细末，青黛少许，冰片少许，研匀吹之。

【审查意见】此方迭经试验，确效。

（18）蛴螬虫方

治法：用蛴螬虫三条，去其黑头，将手指从尾上挺入翻转，向疮擦数次即愈。

【审查意见】蛴螬虫系湿烂木中所生，大约在湿潮不净之处。蛴螬或谓即五谷虫而窜于湿地者，果尔，则不卫生极矣。

（19）外吹内服方

治法：人中白（煅红）二两，儿茶一两，黄柏六钱，南薄荷六钱，真青黛六钱，冰片五分，研细末，先用温汤漱洗，吹患处。内服，银柴胡、芦荟（煅）胡连、川连、牛蒡子、元参、桔梗、山栀子、煅石膏（不宜煅）、薄荷、羚羊角各五分，水煎服。

【审查意见】外吹方，宜预先修制，以备听用。内服方，似嫌苦寒，无大热者，切勿妄用，又方内少和血消导防腐利小便之药，拟去胡连、柴胡、羚羊，加生草、郁金、丹皮、连翘、大黄、滑石等。

（20）枯矾方

治法：枯矾二钱，珍珠钱，冰片三分，铁杓内炒成灰存性，又用银朱五分，共合一处，研细，先将米泔水洗去黑肉，后将此药吹入牙上疮口。

（21）漱口方

组成：川连一钱，明雄一钱，枯矾二钱，人中白一钱，枯硼二钱，麝香三分，冰片二分，生草二分，牛黄二分。

用法：共为细末，听用。先用生甘草水或浓茶漱口，再将药吹一次，漱一次。

【审查意见】甘草水与浓茶漱口，不若用硼砂、薄荷脑煎汤漱口为佳，以上二方，尚可备用。

（22）立止牙疼方

组成：细辛（研末）七钱，冰片二分，生麝二分。

用法：上药三味，研细，加灵药二分，擦患处即愈，每日再用擦牙散，可以永固。

（23）擦牙散方

组成：细辛（研末）一两，青盐一两，熟石膏一两。

用法：三味研细，加灵药。

（24）灵药方

组成：牙硝一两，硼砂五钱，白矾二钱。

用法：上为细末，装入银罐内，放在火上，烧线香一炷，待香尽，加熊胆。

（25）治牙疼神效方

治法：一撮花椒水一盅，细辛白芷与防风，浓煎漱齿三更后，不怕牙疼风火虫。

【审查意见】上三方，有清热消炎止疼固牙之效，此方汇集数味辛辣药品，浓煎漱口，其用在麻醉牙床神经，盖神经麻痹，则渐渐不疼，此后治之法也。民间相传，有噙烧酒，有嚼椒姜者，即此理也。但肿痛处有灼热之感觉，则不宜用，恐其助火。

（26）治牙疼长出分余方

治法：用生地黄咋之最好。

【审查意见】因牙疼而至长出，在老人为脱落之兆，在青年，亦势必脱落，药力恢复，甚为不易；若不甚疼，而牙突去者，可遵古医肾虚之说，选用六八味丸可耳。

（27）口疮药方

主治：口疮兼治牙疳

治法：甘石一两（火煅红，用黄连水淬七次）、灵砂钱，珍珠末四钱，共为末，瓷瓶收贮。打灵砂法：用水银五钱，朱砂五钱，火硝五钱，硼砂六钱，入锅内，用热膏盐水调匀，将口封固，先文火后武火，打三炷香为度，上疮灵砂去火硝，添白矾五钱同升。

【审查意见】打灵砂法，手续叙述不清，无法审查，暂行存疑。

（28）治齿动发渴方

主治：治齿动发渴，属脾胃虚弱，阴火炽盛，补中益气，加酒炒黄柏、知母。

【审查意见】证候及药方，皆属不切。

（29）治风牙疼方

组成：草乌二钱（米泔水浸，去皮，炒焦），细辛钱，全蝎稍一钱（洗净），冰片一分，白僵蚕五钱（炒去丝）。

用法：研为细末，擦患处，开口流涎沫，内服清胃散。

（30）治风牙肿疼保齿散

组成：生石膏一两，川乌、草乌、川椒各三钱。

用法：为末，擦牙漱口，吐之立愈。

（31）治牙疼不可忍方

组成：花椒炒、胡椒、白矾、枯矾、食盐（炒）各等分。

用法：为末，少许擦牙疼处即愈。

（32）治牙疼或肿方

主治：治牙疼或肿，风牙、虫牙、牙长，痛不可忍者。

组成：马蜂窝、白蒺藜、花椒、艾叶、葱头、荆芥、细辛、白芷各等分。

用法：为细末，水煎，口噙良久，吐出即愈。

（33）治牙疼虫蚀不已方

主治：治牙疼虫蚀不已，诸药无效者，用救苦丹。

治法：蟾酥三分（挫碎，乳汁溶化磁器内）、雄黄二分，细辛二分，冰片二分，上酥化调匀细，纳在蚀牙孔内，或疼牙龈中，口吐涎，任流之。

（34）治风牙虫牙作疼方

治法：用黄蜂窝一个，用花椒填满其窍，以白盐一钱封口，烧灰存性，入白芷、羊胫骨烧灰各一钱，共为细末，用清茶漱净口后，以药擦之，及敷疼处，如有牙虫蛀孔，可纳入孔内立效。

【审查意见】以上诸方，专用外治方法，有杀虫及麻醉牙床神经之功效，足资备用。

（三）耳病

按：耳病之大要，有耳疼，即耳神经疼也，按其原因，大都由于龋齿、咽喉溃烂，波及而来。又耳漏一名聤耳，又称耳道炎，为耳孔之慢性脓症，大抵由鼻及咽喉炎间接而来。其余耳鸣耳聋，多属虚阳上泛，火邪熏炙，治宜滋阴潜阳。若久病不闻雷声，为肾脏败绝之象，病已不治，古称肾开窍于耳，故耳病治法，当以肾经为主，欲求其详，有耳鼻咽喉专书，兹不赘。针前谷，小指外侧本节前陷处，针后溪，小指外侧本节后陷处。

耳鸣耳聋

（1）荆芥连翘汤

主治：专治两耳肿痛神效。

组成：荆芥、连翘、口防风、全当归、川芎片、香白芷、柴胡、川黄芩、苦桔梗、生甘草、白芍药、炒枳壳、山栀各一钱。

用法：水三盅，煎一盅，食后服。

【审查意见】此治因风热两耳肿痛之方也，荆芥、柴胡，不如易银花、薄荷、木贼，余如甘菊花、丹皮、浙贝、桑叶，均可加入，又外敷以绿豆粉，则奏效更捷。

（2）塞耳方

主治：治耳聋耳鸣

治法：生甘草、生地黄等分，为细末，胭脂包，日间塞。甘遂、草乌为细末，白锦包，各三分，晚间塞。将前药日夜轮流换塞，两耳自通。

【审查意见】草乌之辛窜，藉之以透中内耳之障碍。而甘草、生地，是何取意，或以耳鸣作和缓药软？未详其理，恐难生效。

（3）专治耳鸣如流水方

专治耳鸣如流水，耳痒及风声，不治久则成聋，此药神效，又可针三里合谷。

治法：生川乌水泡透，制作枣核塞耳，日夜换二三次效，如用鲜的更好。

【审查意见】耳鸣为中耳与外界气流交逼之证，鼓膜为之震荡，故耳鸣。古医言耳鸣，称为龙雷虚火，其治法，注重在补肝肾，潜阳虚，川乌填塞，是何道理，又耳为少阳经，三里合谷，针恐无甚功效。

（4）治耳内脓疮方

主治：治耳内脓疮。

治法：柿蒂，烧存性，研细，再苇管吹入耳内效。

【审查意见】耳内脓疮，或为耳道炎，或为中耳炎，柿蒂灰亦燥水固涩之义，又现有灵明之吹粉器，何必再用苇管哉。

（5）治耳底脓方

治法：治耳底有脓疼痛，先洗净，然后掺药，真桑螵蛸烧存性，少兑麝香，研细末，掺入耳内即效。

（6）治耳鼻百虫方

主治：百虫入耳鼻内。

治法：韭菜捣烂，灌入耳内，其虫自出。

【审查意见】韭汁颇具刺激性，灌之虫当自出，如在黑夜，可用灯置于耳前，虫见光亦能自出也。

（7）鸡冠血方

治法：以鸡冠血滴入耳中亦妙。

【审查意见】其理未详。

（8）治耳聋方

治法：石菖蒲寸许，巴豆一粒去心，二味研匀，分作七丸，绵裹塞耳，一日换一丸。

【审查意见】耳聋多得于大病之后，及耳脓漏等，其听神经，及重要器属之三半规管，久经热邪之熏灸，今用此等辛温香窜，恐是理想之方，不切实用，故不敢赞同。

（9）刺猬方

治法：刺猬脂熬化，每用少许，滴入耳内，一日三次立效。

（10）鼠胆汁方

治法：用鼠胆汁滴入耳中，二三次即愈。

【审查意见】刺猬鼠胆，二兽治聋，皆以其凉血通胆也，古方。

（11）松香丸方

治法：松香五钱（熔化），大豆二十粒。为末，葱汁合丸，黄豆大，如左耳聋，用一丸塞右耳，如右耳聋，用一丸塞左耳，如两耳聋，先后治之。

【审查意见】此方治聋不切，治耳内湿疮流脓尚可。

（12）治诸般耳聋效验方

治法：真细辛为末溶化，黄蜡为丸，如鼠粪大，绵包一丸塞之，二次即愈。

【审查意见】此与前菖蒲巴豆意同，仍为理想之作用，效验不确。

（13）专治耳内流脓方

主治：专治耳内流脓。

治法：羊粪蛋（烧灰）、枯矾、轻粉干等分。上为末，棉花沾净耳内，用苇筒吹入药末立效。

【审查意见】以棉沾净，不如温开水洗净后，再吹入药末。

（14）独胜丸

主治：治阴虚相火动，耳聋有声响。

治法：黄柏，用人乳泡透，如褐色，研细末，以黄酒打曲糊为丸，桐子大，每服七八十丸，白汤送下。

【审查意见】相火虽为阴火，然上窜必因下激，一味寒泻，亦非正法，且此法既可用，则不如用知柏地黄丸之力大周到，应用潜阳法，若《温病条辨》之三甲复脉汤最佳。

（15）海螵蛸方

主治：治大人小儿耳内流脓。

组成：海螵蛸末一钱，枯矾一钱，麝香一钱，干胭脂五分（烧存性）。

用法：为末，吹耳内。

（16）治耳闭方

主治：治耳闭。

组成：北细辛、石菖蒲、广木通各一分，麝香二厘。

用法：为末，绵裹入耳中。

【审查意见】耳闭则耳必聋，当审其属于一时的，或永久的。一时性之耳聋，因偶然上火，热邪熏炙；永久性的，系积渐而成，不易治愈，治须用原因的疗法，辛香开窍，岂能透其闭哉。

（17）治肾虚耳聋方

主治：治肾虚耳聋

治法：小蝎子四十九个，生姜如蝎大四十九片，同炒干为度，研末，温酒服之，二剂即愈。

【审查意见】生姜属辛温品，肾虚耳聋不适用。

（18）胭脂方

主治：治耳内出脓

治法：胭脂、枯矾、钉锈粉，各等分，为末吹之。

（19）番木鳖方

主治：治大人小儿火症，耳内流脓。

治法：番木鳖一个，磨水，滴入耳道内即愈。

【审查意见】木鳖苦而健胃，治耳之效不确，耳内流脓，不如前方确实。

（四）眼病

按：眼目病，大概有内伤外感之别，外感风热易治，内伤虚弱难治，古人有五轮八廓之说，分属五脏，按经用药，原有专治全书，为一种专门学识，可参阅。针睛明、四白、合谷、临泣、二间。

1. 治痘风眼方

主治：眼边红烂

治法：混屎虫及粪坑内长尾巴虫，撅两端，用白浆点之，腹内长虫亦可。

【审查意见】眼边红烂，即眼睑炎尔，用屎虫及腹内长虫，是何居意？不洁之甚，大有碍于卫生，应删之。

2. 洗肝明目散

主治：治一切风热赤肿疼痛等症。

组成：当归尾、川芎片、炒赤芍、草决明、净连翘、生地黄各一钱，川黄连、川黄芩、炒栀子、蔓荆子各八分，口防风、荆芥、薄荷、甘菊花、生甘草、石膏、川羌活、白蒺藜各六分，桔梗七分。

用法：水煎温服。

【审查意见】此中医眼科之套药，间亦有效，但方法复杂而不纯耳。

3. 滋肾明目汤

主治：专治劳伤肾虚，血眼痛。

组成：全当归、川芎片、白芍药、生地黄、香白芷、甘菊花各一钱，熟地黄二钱，白桔梗、山栀子各八分，人参酌用，川黄连、甘草三分，蔓荆子一钱五分。

用法：上加细茶一撮，灯心一团，水三盅，煎一盅，食后服。

【加减法】热甚加龙胆草、柴胡，肾虚加黄柏、知母，风热壅加防风、荆芥，风热红肿加连翘、黄芩。

【审查意见】劳伤肾虚，血少眼痛之辨别，以受劳愈甚者为准，本方配合人参，似嫌不纯。

4. 神圣光明饼

主治：此方通大肠之火，永除燥结之患，专治诸般眼疾疼痛，日久渐生云膜遮眼，远不视物，并一切难治眼疾立效。

组成：羚羊角镑、白犀角镑、密蒙花、生地黄、熟地黄、川独活、藁本、草决明、炒栀子、川芎片、北细辛、蔓荆子、茅苍术各五钱，木贼、甘草、白蒺藜、槐花、川黄连、荆芥、青葙子、川羌活、芒硝、白附子（煨）、赤石脂、夜明砂（淘净末）各一两，薄荷叶、大麻子、川大黄。

用法：上为细末，炼蜜为丸，弹子大，重二钱，每服一丸，用冷茶研化下，此药重者十丸即好。

【审查意见】此方仍是寒凉与去风之药，太嫌复杂，服之恐无益，而反增剧。盖眼病，往往因服寒凉而致盲者，不可不慎，如遇云膜遮眼，以用鹅肝或羊肝，伍于蛇蜕、蝉衣食之为佳也。（中医眼科通套之方，往往如此间亦有效。）

5. 起翳复光丸

主治：目病久昏，内外翳膜障闭，夜光红散，尽怯阳明黑珠作痛，瞳仁有蝇翅，恍惚不明，上生白点，下生如粟赤缕红丝等。

治法：黄牛粪不曾落地，净水和黄土，将牛粪包裹作团，放炭火内埋一宿，日取出，去泥土，晾干，研细末八两。再加明净硼砂末二两，同粪研匀，江米面打糊为丸，如桐子大。每服三钱，菊花汤下，食远服，切忌房事及椒蒜烧酒发气之物。

【审查意见】煨牛粪，何以能治目病，殊不可信。按：此方太不洁净，宜慎用。

6. 加味三仙方

主治：治病同前。

组成：白蒺藜（黄酒拌蒸七次净）一斤，白菊花四两，淫羊藿（去边刺，羊油拌炒）一斤，石决明（煅存性）半斤，五味子（酒拌晒干）四两。

用法：为细末，用薄荷四两煎浓汤，合丸如桐子大，每服三分，食远盐汤送下，忌物同前。

【审查意见】方中泻肝热，敛散光，宜治神光散大者，其余不宜。

7. 点瞎眼方

治法：秘得真古铜一两，用火烧红，淬在醋内七次。初伏头一日，用南荸荠三个，同古铜研细，入陈醋一两五钱，放在太阳地晒之，每日搅晒；至二伏头一日，又入荸荠醋搅同前；至三伏头一日，同前亦如之共一月三十日，如此三次，磁器收之。骨簪蘸凉水，遇症点此药，点后其痒非常，须令患者忍之，勿擦坏眼目。

【审查意见】瞎眼而用此药，未必复明，因未实验，暂予存疑。

8. 拨云散

主治：此药能点老年目昏，攀睛胬肉，拳毛倒睫，迎风流泪等症。

治法：将没石性的炉甘石半斤，用砂锅壶火上煅过，用水飞出细粉，粗渣不用，晒干听用。川黄连、川羌活、净连翘、川黄芩各五钱，水三大碗，煎一碗，又水二碗，煎半碗，二次放一处，又将飞过甘石烧红，倒在童便内，如此三淬，第四次烧红，方淬于药水内，再勿见火，如湿待其自干听用。硼砂三两生用、乳香五钱，海螵蛸二两煮去盐性、麝香三分，熊胆三钱，没药五钱，石决明（煅）各一两，冰片一钱，瓜儿血竭五钱。共研无声，方好，瓷罐内秘收，点时用骨簪蘸凉水点大眼角效。

【审查意见】此方尚属有效可备用。

9. 治老人眼花风火眼方

主治：专治老人眼花风火眼等症。

组成：炉甘石（火煅红，淬童便内，飞七次，再烧红，淬入黄连汤内）五两，川黄连、川黄柏、川黄芩、山栀子、杭菊花、防风、连翘、木贼草各一钱。

用法：煎汤，令其自干听用。春用：炉甘石一两，煅硼砂二分，冰片二分，煅珍珠三分，麝香半分。夏用：炉甘石一两，煅硼砂四分，冰片三分半，珍珠二分，麝香四厘。秋用：炉甘石一两，煅硼砂二分半，冰片二分，煅珍珠三分，麝香半分。冬用：炉甘石一两，煅硼砂二分半，冰片二分，煅珍珠半分，麝香一分。上研细末，瓶磁收封固，用时以骨簪蘸水，点大眼角。

【审查意见】老人眼花，为生理自然衰败之象，何得此为治。

10. 点红眼方

治法：用香油入细磁器中，煎滚，入黄香一块化开，起烟烟尽入水中，收入罐内，黄蜡封口，每点大眼角，早晚二次，其眼痒疼异常，乃是虫出也，黄香系黄柏不带木，又去外之粗皮，即内之细皮也。

11. 治小儿出痘方

治法：小儿出痘后，痘落眼中，以此方点之，半身上的虱子一个，取血点之，一次即愈。

【审查意见】莫名其妙。

12. 治痘风眼方

主治：专治四边红烂，其痒非常。

治法：猪肚子随时去了粪，肚子上有稀涎，连皮用刮下，抹在眼患处上，用绵帛盖在上面，其眼内虫尽出，二三次即效。

【审查意见】痘风眼边红烂，即痘后眼睑炎耳，颇难治，所用猪肚，似碍卫生。

13. 治痘落眼中方

主治：治痘落眼中。

治法：银朱合三斗老鸡冠血，以银簪点入眼内，三次即愈。

【审查意见】此方不可用。

14. 天茄青黄散

主治：亦兼漱牙痛，专治老眼昏花，初发火眼，痘后风烂红边，凡十年不愈者洗之，即愈。

治法：用天茄子不论青黑，连根带尖，采来晒干，平兑黑矾为细末，用纸三分一包，连包放茶盅内，包上用铜钱一文押住，将滚水冲入半盅，待少时药水出，用中指洗眼神效。

15. 治小儿赤眼疼痛方

主治：专治小儿赤眼疼痛。

治法：川黄连，为细末，水调贴足心，用布包之，如干，又用水温之，以效为度。

【审查意见】此引火下行法，颇验。

16. 打眼肿方

治法：生猪肉一片，贴眼肿处，次日立消。

【审查意见】有效。

17. 点眼万明膏

治法：炉甘石三分（火煅，研细，人乳浸四十九日）、川连一分（乳制）、辰砂三分，硼砂五分，胆矾三分，冰片三钱，共为细末，听用。雨前茶四两，甘菊花四两，用水二碗，于净砂锅内煎四五十沸，滤去茶菊，再用重汤煎成膏子一杯，入熊胆五分熔化，将前药和匀成锭，入磁器中，用时清水化膏少许，点大眼角，闭目片时，出泪而愈。

18. 治双目不明方

主治：治双目不明，无方可疗，遇一真仙传授此方。

治法：立冬之日，采桑叶一百二十个，将叶悬放，由他自干，每月只用十片，用水一盅澄清洗，一日数次，按日洗一年，如童子眼一般。

正月初五日、二月初九日、三月初五日、四月初八日、五月初十日、六月初七日、七月七日、八月一日、九月初三日、十月初四日、十一月初十日、十二月初一日。

【审查意见】桑叶洗眼，能清风热，故治目赤面督，确有殊效。但分月分日，未免太拘，以每天清晨洗眼，较为便利。

19. 治倒睫方

治法：木鳖一个为末，绵裹塞鼻中，左目塞右，右目塞左。

20. 治飞丝入目方

治法：飞丝入目，用头垢点之即去。

【审查意见】倒睫为睑缘肌肉紧张之故，木鳖塞鼻，何能治之？又头垢点眼，尤为不适，如飞丝入目，宜用手术为妥。

21. 治眼内外障方

主治：治眼内外障，三五月不见物者，一点复明。

治法：好硝石一两，铜器化开，入黄丹二分，片脑二分，铜匙急入磁内收之，每点少许，其效如神。

【审查意见】内外障之治法迥别，何得以之统治，此方治外障尚可，内障恐益增其病。

22. 神灵膏

主治：专治暴发火眼，以及口内诸疮，上瘟痒效。

治法：绿豆粉四两（炒黄，包），麝香、冰片各一分，川黄连末一两，用炼蜜四两，共合一处，放净石板上，以铁槌打千下，收瓷罐内听用。如点眼，凉水点，上瘟痒，水调擦，口疮用绿豆大一粒，含漱咽下。

【审查意见】火眼口疮，皆无不宜，唯上瘟痒（即杨梅）则嫌力薄也。

23. 拨云神应散

治法：川黄连、北细辛、川黄芩各二钱，全当归、防风、赤芍、甘菊花、荆芥穗、南薄荷叶各三钱。水五碗，浸药春秋三日，夏二日，青布一方听用，再用炉甘石四两，入项银罐内，炭火烧一炷香，金色为度，将甘石投入药内，用手捻碎，用细绢滤过，澄去浮面清水，晒干收贮，点眼。

【审查意见】此方有清热散风之效。

24. 丹头

治法：铜绿六分，番硇砂三分，制乳香钱，制没药六分，上四味，亦用前汁浸三日，取出晒干听用。

枯矾九分，牙硝六分，雄黄六分，薄荷叶九分，黄连末钱二分，胆矾三分，黄丹六分（水飞），血竭九分，北细辛九分，番硇砂一钱半，朱砂九分（水飞），白丁香六分（水淘去浊者）。以上一十六味为丹头。

元字罐点火眼，丹头三分，炉甘石钱，冰麝各二厘。

亨字罐点瘀赤眼，丹头五分，炉甘石一钱，冰麝各五厘。

利字罐点云翳眼，丹头一钱，炉甘石一钱，冰麝各四厘。

贞字罐点瞎眼，丹头一钱，炉甘石一钱，冰麝各五厘。

点内障翳眼，丹头一钱，炉甘石一钱，冰麝各二厘。

【审查意见】此方丹头分制，治法亦异，所云治火眼、瘀赤、云翳、内障等项，可资取用。

25. 春雪膏

主治：治目红赤，羞明、沙涩痛痒甚效。

治法：蕤仁（去心膜油极净）四两，冰片五分，炉甘石、黄柏、黄连、栀子煎浓汁用项银罐将甘石（煅红）淬入汁内七次，每用一两。先将蕤仁研细，再入冰麝研之，又入甘石，再研半日，收贮点眼神效。

【审查意见】蕤仁泻热明目，甘石燥湿止痒，故治上述诸症有效。

26. 治眼皮生瘤方

治法：樱桃核磨水擦之，渐渐日消。

【审查意见】眼皮生瘤，有内外之分。在里者，眼开合时，擦磨甚痛，在外者，自觉微有不适，俗名曰里角眼、外角眼。如体气充足者，由红面高突，而化脓，脓溃而愈，反之，初觉微痛，渐则不痛，唯觉涩而不适，不高突，不化脓，不消削，当用引赤法，使之从速高突化脓，或用手指挤净黑血，则毒泄而愈。

27. 治病后眼蒙方

治法：谷精草、石决明（煅）各五分，为末。公猪肝入药，炒肝吃之。

【审查意见】病后眼蒙，是自觉昏瞀不清，如有物弊之蒙，抑有云翳蒙蔽瞳神之蒙，前之蒙者，系病后伤精，兼有浮火所致，后者则自有一定之成因。至论治法，前者应随其所虚而补之，后者宜退云拨翳，此方治二症，俱不完全，拟加蝉衣、蛇蜕，煅决明易生决明，以治云翳之蒙。

28. 明目方

主治：久服不须眼镜。

治法：川芎一两，马兰头汁、羊肝一两，同前药汁煮熟，空心好酒服。

【审查意见】羊肝补肝明目，川芎治脑贫血有效，盖能强壮脑神经，故有明目之功，但川芎辛散，不宜久服，用量亦嫌太重，马兰治目不详。

29. 治旋毛睫神方

治法：石燕一对，一雄一雌，入炭火内烧红，童便淬七次，再用兼银罐内烧红乳汁淬七次，为细末，入麝三四厘研匀，再用羊毛笔蘸乳汁，点眼弦上，每日点十余次。

【审查意见】此方有效与否，殊难确定，又本症宜用手术，则奏效较捷。

30. 治雀目日落不见方

治法：石决明二两，夜明砂二两，猪肝一两（生用），白羯干一具，将肝二片，中间盛药，麻扎定，淘米泔水一丸，砂锅煮少半小时，一并食之。

【审查意见】此方颇验，但肝须用新鲜洁净者，又肝内所含维生素，不耐热，煮时慎勿过火。

31. 点眼万明膏

治法：炉甘石三分［火煅（研）人乳内浸四十九日］，

川黄连五钱（乳制），辰砂三钱，硼砂五分，胆矾三分，冰片三分，上药研为细末听用。雨前茶陈年者四两，甘菊花四两，二味用水二大碗，干净砂锅内熬四五十滚，滤去菊，再用重汤熬成膏子，一杯，入熊胆五分熔化，将前药和匀成锭，入磁器内，如遇一切眼疾，清水膏少许，用骨簪蘸药，点入两眼角，闭目片时，出泪而愈。

【审查意见】方药配合，俱见精彩，惟硼砂、辰砂之用量，恐倒写，宜改为硼砂三钱，辰砂五分。

32. 洗肝散

主治：治眼目暴肿，疼痛不忍者，先服此药一二剂即愈。

组成：全当归一钱，川芎片八分，生地黄一钱，炒赤芍一钱，川羌活一钱，防风八分，白芷八分，薄荷七分，酒大黄二钱。

用法：水煎服。

【审查意见】此以四物加疏风泻热之药，治上述诸症，宜去羌活加银花连翘各一钱。

33. 洗眼效方

组成：防风、荆芥、生地各五分，铜绿、黄连、胆矾、赤芍、硼砂、柴胡、川芎各三分，归尾一钱。

用法：用丝棉扎药，井花凉水浸洗。

【审查意见】此方有效，可备用。

34. 杞菊丸

主治：常服终身无目疾，兼不中风，不生疔中毒，服之久有效。

组成：甘菊花一斤（味不苦者、酒浸），甘枸杞一斤（酒浸、焙）。

用法：蜜丸，每服四五钱。

【审查意见】杞菊丸宜治虚弱性目疾，而兼有虚火者，不宜常服，过剂恐有胃寒减食之害。

35. 治肾水枯竭神光不足方

主治：治肾水枯竭，神光不足，眼目昏花，此壮水之主，以济阳光，即壮水明目丸。

组成：九熟地一两五钱，淮山药一两五钱，建泽泻八钱，山萸肉一两二钱，川芎三钱，白茯苓一两，牡丹皮八钱，全当归一两，蔓荆子一两，甘菊花五钱，黄连五钱，柴胡三钱，五味子五钱。

用法：蜜丸桐子大，每服五十丸酒下。

【审查意见】此即六味丸，加蔓荆等以治目耳，应用于虚弱而受补者，否则不宜，酒下不如用淡盐汤下。

（五）杂类

1. 乌须黑发

按：须与发，壮年时，原属黑色，及至年迈，则黑者转白，为生理衰弱自然之象，不必治不能治也。惟于少年时，渐形花白，是则所谓病矣，其原因或因操劳思虑之过度，伤及脑府，或因重笃热性病症之后，火气熏蒸，或上焦火盛，或肝肾亏损，皆足以致色白。或曰，须发之白，由于该部之色素缺乏，并非上述种种原因，不知色素缺乏，乃致发白之结果，其所以致此色素缺乏者，方为根本之原因。治法，当审其原因，而施以滋养清热之品，切勿杂服众药，反招不适，所宜慎也。

（1）乌须仙方

治法：堪叹须发白如霜，谁知原来有异方，不须擦摸并染黑，都来五味配阴阳。赤石川椒捣烂，朱砂一味最为良，茯神又能养心血，乳香五钱要匀当，枣泥为丸桐子大，每服温酒二十双，自此清晨服百日，老翁变作少年郎。

【审查意见】从其七言口诀，而知斯方之太无价值，且也，五味配石脂、川椒是何方义，老翁变作少年郎，不亦自神其说乎。

（2）乌须擦牙齿方

主治：能保老胡须不白，后生黄须擦之即黑。

组成：蒲公英（连根叶晒干，为末）二斤，青盐一斤，没食子半斤，骨碎补半斤，槐角一斤。

用法：为末，细瓷罐封口，用盐泥封固，用黑牛粪晒干，煅前罐药存性，取出擦齿，十日半月见效。

【审查意见】用此方擦牙，功能清洁牙，容有固齿之效，云能乌发不切。

（3）乌豆仙方

组成：青盐、生地黄、川续断、破故纸、仙茅各二两，枸杞子、何首乌各四两去皮，川椒、小茴香各两，川牛膝三两，淫羊藿二两（去边刺，酥油炙），拣黑豆五升。

用法：上药用绢袋盛之，将黑豆铺上面，水酒各十碗，炭火慢慢煮，将豆出，搅数次，汤干为度；出锅晒半干，再慢火炒干，收瓷罐内，晴天晒，如夏月八日晒一次。每日空心服一百粒，嚼烂，滚水下，两月须发净黑，大有补益，常服不老。

【审查意见】此方性太温燥，不宜常服。

（4）染发方

组成：石灰（炒红色）、陀僧各等分。

用法：为末，用油纸或青菜叶包一夜，其黑如漆，一日一染。

【审查意见】此方继能取效于一时，然不能根治于将来，须服滋补之品，以期根治。

（5）治眉发俱落方

主治：伤寒劳病愈后，眉发俱落。

治法：毛姜、鲜姜、磨刀铁锈，共合汁，抹上即生须矣。

【审查意见】此刺激毛窍之剂，须待身体复元后，方可试用，但功效甚慢。

（6）乌须方

治法：大母丁同姜汁，涂拔去白须孔中，即出黑须，其妙非常。

【审查意见】丁香合姜汁，颇呈刺激作用，乌须不难。

（7）乌鸡黑豆方

治法：没食子、韭菜子、桑葚子、五倍子、全当归、熟地黄各两，用乌鸡一只开膛，用净砂锅煮烂，去鸡，用汤。拣净小黑豆三官升，仍用砂锅放药上铺豆，以文武火煮之，如豆未熟，而汤不足，可添黄酒煮熟为度，去药存豆，阴干收罐内。每日一合，白水下。

【审查意见】本方有乌鸡黑豆归地等之补益，乌须尚近理。

（8）猴孙上树乌须方

治法：用秋后大茄子一个，蒂旁挖一孔，装古墨、水银各二钱，在内，仍盖好，白日用席遮盖，夜间取开，交受露水，茄子下用针刺数小孔，下以瓷盆接之，待流下黑水，涂抹须上则黑，永不再白。不可染在肉上，恐洗不净。

【审查意见】染色之法，何能恃以长久，语近怪妄，断难生效。

（9）发白复黑方

治法：大活公螃蟹七个，生黑漆一斤，干烧酒三斤，三味共合一处，不许见日，夜露七宿。将蟹捣碎，用布摊去渣，再用大黑豆一小官升，入前黑漆烧酒内煮干为度，入瓷罐收贮。每日空心，用旱莲煎汤送下，每服二十一粒，服至二十一日，即歇十日再服，若不歇恐指甲俱黑矣。

【审查意见】用漆以黑发，似不思之甚矣，岂能指甲黑，通体青黑，亦恐立现。盖是中漆毒之故，不可误认为是乌发之方法，切勿妄用贻害。

（10）乌须方

治法：白铅五钱，铜锅内熔化，用水银一两，入熔化锅内，又以大黄一两打碎，亦放在铅与水银一处炒黑，研成细末听用，即为染本。五倍子炒黑用蓝布包脚踹破研末，铜花研细末，枯矾研细末，没食子要公母成对打碎炒黑研细末，榆面研细末，白面俱制成再配两。

染木三分，五倍子二钱，桐花三分，没食子二分，枯矾一分，榆面一分，白面一分，实盐一分。用老茶卤调匀如饴，重汤煮，放在磁器内，一顿饭时，乘热涂须上，用菜叶炙软，贴于药上，各药俱为细末，照等分，或十倍量，或三二十倍量，拌极匀瓷罐收贮，封严随便取用。

【审查意见】桐花即铜屑，为赤铜落下之细屑，古载谓能染发，究否有效，未曾经验。

（11）墨矾染发方

治法：乌泡、旱莲草，二味各收自然汁一汤碗，再加生姜汁一酒杯，三汁为一处，外用陈墨二钱，明矾一钱，各研细末，蓖麻子去外皮，碗盖熏烟，同墨矾入各汁内一二日，或三四日，以手捻之，自黑如漆，并不染衣污手。

【审查意见】用陈墨以乌须，绝不可靠。

（12）点白还黑丹秘传

治法：生地黄、桑葚、旱莲草各取汁，三汁共用一杯，铁锅熬之，极干听用。三汁膏一两，母丁香五钱，没食子五钱，真铅粉五钱炒，四味共研为末，以磁器盛之，勿泄气。拔去白须，即以笔点记，然后用鲜姜汁调药末少许，点孔中，六七日后即变黑。

【审查意见】拔须点药，未免太过，恐徒受疼痛，而无裨益也。

（13）染须方

治法：五倍打碎去虫，先将大块炒起青烟，一会再入中块炒起青烟，又入细块炒起白烟为度，用青布包起，渣作饼子，冷定听用，总配合法。五倍子末五分炒，胆矾一分半，白及一分，旱莲草末一分，白面一分，青盐一分去泥，俱为细末，共为一处，用细茶卤调和如稀糊，或茶盅内重汤炖药如镜面光取起。先要皂角水净洗须，后温染擦，候干洗去，再敷此药，染须不折损。

【审查意见】乌须黑发而用染法，一时纵可染黑，然再长未必即黑，故效不确。

（14）乌须发酒

治法：采乌饭叶及籽，净锅慢火熬成膏，每日三次，温酒调服一匙，大有补益，不止乌须黑发也。

【审查意见】乌饭药，即南烛草木之叶，为一种植物之灌木类，功能补阴活血，盖即乌须之由也。

（15）泡酒方

治法：用乌饭草子泡酒饮之，乌须黑发，大有补益，乌饭草子，即南烛子也。

（16）梳头方

组成：百药煎、诃子、针砂、石榴皮、核桃青皮、垂杨柳叶各一钱。

用法：为末，先用盐醋茶熬水二大碗，将药共入瓶内，封十日，梳发须通黑，核桃油润之，明净为效。

（17）治发枯不润方

治法：发枯不润，用木瓜浸油梳头。

（18）黄杨木梳头方

治法：用黄杨木细末，梳头甚佳。

（19）治头发虮蚤方

治法：藜芦掺之。

【审查意见】苦参百部俱可用。

（20）治头风白屑方

治法：王不留行、白芷等分，为末干掺，一夜篦去。

【审查意见】不合法度。

（21）发脱重生方

治法：嫩枣树皮一把，砍一尺许，满插净瓷瓶内，勿令到底，上面以火燃之，下面流汁水，先用温水洗头，后将枣汁刷在秃处，即生发矣。

【审定意见】此方果尔可以生发，则亦新奇之甚矣，但未曾试用，不便武断。

（22）发白返黑方

组成：赤石脂一两（炒），辰砂一两（水飞），白茯苓一两（人乳蒸七次），制乳香、黑胶枣（去皮核。煮）、真川椒一两（拣净）。

用法：研细末，为丸桐子大，每空心黄酒下三丸。

（23）猴姜丸

主治：能添精益髓，返老还童，乌须黑发，种子延年。

组成：猴姜（二十斤，竹刀刮皮去毛，捣烂取汁）斤二两，远志肉一斤（先以甘草四两煎浓汁拌，晒干，再以猴姜汁拌，晒干），石菖蒲一斤（蜜炙酒拌蒸），破故纸一斤，黄柏四两（煎浓汁拌，晒干，再以知母四两煎浓汁拌，晒干，后用青盐二两水浸，晒干），黑何首乌三斤（黑豆蒸至黑色为度）。

用法：为细末，每药末一斤，用枣肉一斤，同捣为丸，如不足，即将猴姜汁加之，每服六钱，空心白水下。

【审查意见】猴姜即骨碎补，能益精键骨，此乃补益之剂。

（24）六胜七应丸

主治：此药壮筋骨，健牙齿，黑须发，健步履，增饮食，长气力。

组成：骨碎补（炒去毛）、破故纸（盐水炒）、沙苑蒺藜（盐水拌炒）、白蒺藜（炒去刺）各四两，青盐一两，黑豆八两（圆小坚实者炒熟）。

用法：为细末，蜜丸，重三钱，三日服滚水下。

【审查意见】方义功用，与前方相同，惟主治未免空洞。

2. 面病

按：灵枢邪气脏腑病形篇，黄帝曰，首面与身形，属骨连筋，同血和气，天寒则裂地棱水，或手足懈怠，然而其面不衣何也？岐伯对曰，十二经脉三百六十五络，其血气皆上于面而走空窍，其精阳气上走于目而为睛，其别气走于耳而为听，其宗气上出于鼻而为臭，其浊气出于胃，走唇舌而为味，其气之津液，皆上熏于面，而皮又厚其肉坚，故大热甚寒，不能胜之也。按颜面富有血管神经，古称诸阳之会，故较耐寒冷，然其种种病症，亦因其多接触外界空气，易受刺激所致，治疗上，除重型之外，以用外治为佳，不必专恃内服汤剂也。

（1）治抓破面上皮方

治法：用生姜自然汁，调轻粉末敷之无疤。

【审查意见】姜汁轻粉，恐有腐蚀性，莫如以洁白净粉敷之，或以外科方法疗之。

（2）治雀斑　疤痕方

治法：鹰粪白，水调涂之。

（3）玉容散

主治：治雀斑酒刺，白屑风，皮肤作痒。

组成：真绿豆粉八两，滑石一两，白芷一两，白附子五钱。

用法：共为细末，每晚用数钱搽面。

【审查意见】玉容散，预防粉刺雀斑及粉刺初起，尚有良效，皮肤作痒亦效，惟已成之粉刺雀斑，无济于事。

（4）治痣方

治法：水调石灰一盏，如稠粥样，拣整糯米不破者，半插灰中，半出灰外，经一宿，米色变如水晶色样，用簪挑少许，置痣上，半日痣自出，不得着水，三二日愈。

【审查意见】石灰治痣，乃腐蚀法耳，然痣有可点不可点者，不可点而点之，必有不测之虑，欲得其详，参阅赵恕轩《串雅》篇。

（5）点痣膏方

治法：石灰、桑柴炭二样各等分，威灵仙煎汤，取出汁熬膏，点痣上，其痣自落。

【审查意见】此较上方腐蚀力小，而效则大。

（6）治雀斑方

治法：用香油半盏煎滚，将哺胎鸡子一枚打开，炒焦研末，入油内，加米醋半盅和匀，以鹅毛敷之，二三日即落。

（7）治身面黑痣方

治法：藜芦五两烧灰，水一大碗，淋灰汁，于铜器中，重汤熬成黑膏，以针微刺破痣点之，不过三次神效。

【审查意见】藜芦恐无石灰之力，果尔有效，则较石灰为忧矣。

（8）治酒渣鼻方

组成：苦参、当归各四两。

用法：为细末，酒糊为丸，如桐子大，每服七八十丸，食远清茶送下。

【审查意见】苦参合当归，能清血分之湿热，凡酒渣鼻及雀斑等，多服久服，必能生效，但每次用量，以一钱及足，不可过多。

（9）雄黄方

组成：明雄黄、杏仁各三钱，轻粉三分。

用法：三味研匀，睡时用，唾津调敷赤处，七日效。

【审查意见】此方治癣疮尚可，酒渣鼻恐无效。

（10）治面上酒刺方

治法：菟丝子捣烂，绞汁涂之，即愈。

（11）治痄腮面病方

治法：赤小豆为末，或酒或醋，调敷处。

（12）升麻汤

主治：治头面疙瘩，憎寒，壮热拘急，状如伤寒。

组成：升麻、苍术、薄荷叶各等分。

用法：水二盅，煎一盅服。

【审订意见】头面发疙瘩，憎寒壮热，恐系温病之类，须经医师诊断，此方发表升散，不可漫然服之。

（13）治面上疮方

治法：鸡子煮熟取黄，炒令出油，以油和轻粉敷之。

（14）治两腮红肿方

组成：百合一锁，山芝麻根（去皮）、贝母、元明粉、银朱七分。

用法：上药研末，加白面调敷。

（15）治痄腮方

治法：用青靛花敷之最良，消肿极效。

（16）美人头香方

主治：妇人头发有油垢不可洗，将香油洒上，一篦即去，故名美人头香方。

组成：茯苓一两，香白芷三两，川大黄、甘草、粉丹皮各四两，山柰、丁香、北细辛、苏合油各三两，辛夷、檀香、玫瑰各五钱。

用法：以上共为细末，苏合油拌匀，做红纱小袋，装戴头上，生发避浊。

（17）治头上秃疮神效方

治法：马前子、猴姜、香油、水各四两，水油药共入锅内，煎枯去渣澄清，调搽，其效如神。

【审查意见】此方有效。

（18）桑葚子方

治法：桑葚子不拘多少，入瓷罐内封固，埋地内背阴处二三尺深，三个月取出，遇有秃疮，先用米泔水加花椒熬水，洗净剃头，再用桑汁扫头，上三五次，结痂落，发生。

【审查意见】是否有效，待试。

（19）杀虫止痒方

治法：煤焦炸①七钱，潮脑四钱，水银七钱，三味研不见星，用退猪水洗头剃净，香油调药遍擦，愈后用姜汁铁锈抹上可生发。

【审查意见】方意极是，能杀虫止痒，并使该部炭化，而灭病菌之营养，惟用退猪水，大不卫生，宜用花椒水洗为是。

---

① 疑为"煤焦渣"。

3. 积聚癥瘕

按：难经五十五难曰，积者阴气，聚者阳气，故阴沉而滑，阳浮而动，气之所积，名曰积，气之所聚，名曰聚。积者，五脏所生，聚者，六腑所成，积之始发，部有常处，痛不离其部位，上下有所终始，左右有所穷处。聚者，其始发无根本，上下亦无留止，疼痛尤无常处。巢氏曰，癥者，由寒温失节，致脏腑之气虚弱，而食饮不消，聚结在内，渐至生成块端，盘牢不移者是也，瘕者，由寒温失节，致脏腑之气虚弱，而食饮不消，与脏气相搏，积在腹内，结块瘕痛，随气移动，虚假不牢者是也。综此，积聚由气，癥瘕由物，积定而聚移，癥牢而瘕散，此古籍积聚癥瘕之论说也，其他五积六聚之名称，及其实质之病理，要不外血液淋巴之停滞，肠胃糟粕之堆积，而使脏器肿大，及脏器上生有瘤赘状物。治之之法，以消磨为上，佐以补，益切勿大攻大下，反令体虚不支，慎之。

（1）三才却病丸

主治：专治五积六聚，心腹疼痛，小儿诸般胀闷，及妇女干血痞满等症。

组成：巴豆七十粒（去油成霜），绿豆十三两四钱（研细末），黑脐白红豆十两（研末）。

用法：四味和匀，清水为丸，绿豆大，大人每服五分，小儿三分。

【加减法】如九种心痛，艾醋汤下。五积六聚，生姜汤下。脐腹疼痛，盐汤下，小儿诸般胀闷，菔子汤下。妇人产后血结痛，益母汤下。小儿痞疾痞块，凉水下，余积不问内外虚实，概以白水下。

【审查意见】此方专以肠胃积聚为主体，若治干血劳及血积，尚缺破血诸药，又小儿在三岁以下，每次服一分，即达极量。

（2）治积聚腹内膨胀方

组成：建神曲、炒麦芽、山楂肉、松萝茶各二钱。

【审查意见】三仙加松茶，治饮食停滞，吞酸嗳腐则可，原件用治积聚膨胀则方药病症不合。

（3）牛郎散

主治：治腹内一切诸虫，屡试屡验。

治法：二丑头末各五钱，尖槟榔一两，二味合匀听用，逢有虫症，于上半月，空心先饮炒糖水一碗，再用药三钱，炒糖水调服，三次，其虫尽出。小儿减半，孕妇勿用。

【审查意见】此方治虫积颇验，二丑、槟榔俱有杀虫之用，且具通下之功。先服炒糖水者，虫喜甘，与之所喜，是诱导法。虫积之诊断法，首须问其既往症，发现虫否，次须触该部有无波动游走之象，再察痛发之骤然，患者之恐怖，以及口唇之白点，并平素是否多食肥甘，合此数种，详加审核，则庶乎近矣。

（4）三仙丹（又名沉香百消丸）

主治：能消食消滞，消气消痞，消胀消肿，消疼，消而不见，向而不动，药本寻常，其功甚大。

组成：醋香附、五灵脂（醋炒）、二丑头末各一斤，沉香四两。

用法：为末和匀，醋和为丸，绿豆大，每服三五十丸，姜汤下。

【审查意见】此方见于德轩《普济方》，名曰沉香百消曲，分量略有不同，沉香一两，二丑二两，似较此量配合为优，凡一切滞气，服之有效。

（5）治胃气积聚作疼方

主治：治胃气积聚作疼，移动不定者。

组成：广木香、槟榔各等分。

用法：酒磨服。

【审查意见】二味通气开积，然不如四磨汤之为优也。

（6）治瘀血作痛方

组成：桃仁四十个（去皮尖）。

治法：酒煎服，伏梁气者亦可服。

【审查意见】桃仁逐瘀，其效甚著，凡瘀痛者，其痛如刺，服此必能瘀化而痛止。至伏梁气，古称心积，起脐上，大如臂，上主心下，疑是胃扩张病，本方可否能治，尚待研究。

（7）醋煮三棱丸

主治：治一切积聚，远年近日神效。

组成：京三棱四两（醋煮切片），川芎二两（醋煮），大黄八两（醋浸湿，纸包好，火煨熟）。

用法：研为细末，醋和为丸，桐子大，每服三十丸，温水下。

【审查意见】此方治积聚颇佳，盖非猛攻急剥之方也，但体虚者，应加以相当培补之剂，庶无伤正虚虚之弊。

（8）朱砂守病丸

主治：专治远年近日，肠内积块。

组成：朱砂、硼砂、血竭、黄蜡各三钱，巴豆（去油）、轻粉、硇砂各一钱。

用法：共为末，将黄蜡化开，入药为丸，绿豆大，每服十五丸，烧酒送下，其积块消化行下为愈。

【审查意见】此方攻坚化积，逐瘀破血，颇雄猛，无微不至，但体弱气虚者，切宜慎用。又方名守病，其意不解。

（9）溃坚汤

主治：治五积六聚，诸般癥瘕疝癖血块之症。

组成：全当归、漂白术、广陈皮、姜半夏、炒枳实、制香附、紫厚朴、山楂肉、砂仁末各等分。

用法：水煎，磨木香末，调服。

【加减法】左肋有块，加川芎。右肋有块，加青皮。肉食有块，加姜炒黄连。粉面成块，加神曲。血块，加桃仁、红花、官桂，去半夏、山楂。痰块，加瓜蒌、枳实、海石，去山楂。腹饱胀加菔子、槟榔，去白术。健壮人加蓬术。瘦弱人加人参。

【审查意见】此方治虚弱人之痞满尚可，对于上述主治，其效极妙，肉食停滞，应加楂肉，古谓楂肉消肉积是也，姜连何为？又健壮人加蓬术，瘦弱人加人参，此言其体质也。体质之外，尤当审病症之虚实，如体虚而邪实，则须攻补兼施，不然，虚虚实实，其害立见。

（10）专治痞疾方

组成：广陈皮、胡椒各五钱，莱菔子三钱，青皮五钱，乌梅九个（去核），巴豆十八个（去油），丁香十八个。

用法：曲糊丸绿豆大，每服二十一个，空心姜汤下，孕妇勿服。

【审查意见】痞疾，应作痞积，脾之积，曰痞积。盖诸药力，足以扫荡肠胃之糟粕，每服二十一丸，似嫌太多，宜以十五丸为准，小儿五丸至十丸即足。

（11）积聚癥瘕第十一方

治法：蜈蚣一条，以顶好细茶叶煎服，以身痒为度。

【审查意见】蜈蚣能弛缓神经，故治口眼歪斜，半身不遂等有效，化坚攻积，其效不确。

（12）治血鳖血痞方

治法：小鳖一个取净，红苋菜各等分，二味同捣烂，包患处，一日换，以愈为度。

（13）治酒鳖方

治法：鳖要吃好酒，如攻上心来，取白马尿饮之，鳖即化为水。

（14）治鳖瘕方

治法：白马尿二盅，和鸡子三枚，煎八分，空心服，当吐出小鳖愈。

（15）治肉瘕思肉不已方

治法：马齿苋合盐醋煎，过饮之即消。

【审查意见】《续搜神记》载，一人共奴俱患鳖瘕。奴前死，逐破其腹，得白鳖尚活。有人乘马来看鳖，适白马尿，正落鳖上，即缩头，后复以马尿灌之，鳖化为水。其主曰，我将瘥矣。即服之，如言而愈，此鳖瘕服马尿之由来也。余东扶古今医案按瘕瘕篇云，此种案可助庆谈，难充诊则，明证此类无取信之价值，又曰，但嗜茗嗜酒，尚非怪异，如鲜于叔明嗜臭虫，权长儒嗜人爪，刘邕嗜疮痂，此种皆系癖疾，惜无有治之者，遂作小说，传流至今，令人绝倒耳。按癖疾甚合理，至食猪生猪，食鸭生鸭之说，则荒谬极矣。

（16）破癥瘕散

主治：专治血虚，五心烦热，昼则平安，夜则发热。

组成：当归、生地、白芍各一钱，川芎七分，黄连五分，胡连三分。

用法：水煎服。

【审查意见】主治尚是，破癥瘕不切，此方不应列入积聚内。

4. 强壮剂

按：原篇分养生、补益、大力三项，兹综之为强壮剂，盖因病而虚者，强壮之药，固其所宜，即先天不足者，补益之以冀强壮，亦所当然也。

（1）少阳丹

治法：第一名乌嘉龙芽，计有四采，春苗夏花秋实冬皮，是枸杞合用一斤。二名天琐龙芽，是苍术用一斤拣净米泔浸一宿。三名锦绣龙芽，是桑子用一斤捣为汁合前药。四名百花龙芽，是蜂蜜一斤乃是一百三味矣。

上药石臼捣为细末，用新瓷盆一个，将桑葚汁同前药一处调匀，用细绢蒙盖盆口，放在浮棚上净处，采收日精月华之气，煎干复为末，蜜丸桐子大，每服三十丸至五十丸，空心盐汤下。如服一年，返老还童，耳目聪明，颜如白莲。服二年，冬暖夏凉，诸病不侵。服三年，齿落更生，发白返黑，昔白殿孙真人患目不见，服此药至一年，双目皆明。后天海州有二木匠患风疾数年，服此药至一年痊愈，惟方不可乱传。

【审查意见】事实之荒诞，方法之谬妄，不待详辨而目明，杞子、苍术、桑葚、白蜜四味，虽有补益功效，绝无返老还童之功，阅者幸勿误信。

（2）秘传地仙丹

治法：按四季采取枸杞，干上有刺者名曰棘，即非枸杞，味苦麻，切不可用，慎之。

春采叶名天精草，阴干听用，采法俱同，但当药味甜者即良，有刺者伤人切不可采。夏采花名长生草，秋采子名枸杞子，冬采根捣烂名地骨皮。上皆阴干听用，四味拣净，用无灰酒浸一宿，晒露四十昼夜，受日精月华之气，令干为细末，炼蜜为丸，弹子大，每早晚各用一丸，百沸汤送下。

【审查意见】事之荒诞不经，与前相等，欲温补者，以服枸杞膏为是。

（3）服黄精法

治法：黄精十斤，煮至稀烂绞汁去渣，入蜂蜜或精七蜜三四六停对，熬成膏，以瓷罐收贮，每日空心白滚水调数十匙服之。

【审查意见】多服恐大便燥。

（4）服蜂蜜法

治法：蜂蜜一斤，柏子仁、冬瓜仁、核桃仁各等分捣烂，将蜂蜜炼熟，入前药三味，拌浸瓷罐内听用。

【审查意见】此方有滑肠通大便之效。

（5）服槐花茶法

治法：春日取嫩槐芽，入清水内揉洗一会，去其味气挤干，入锅焙干掺在茶叶内煎服，甚是香美，久服百病不生，明目第一。

【审查意见】槐花无补益功用。

（6）服白术法

用法：白术三十五斤，以东流水二斗五升，入净器内，浸二十日去渣。又以大盆盛之，夜候流星过时，将自己姓名，投于盆中。如此五夜，汁变为血，取以渍面如家酿法，待熟饮之，十日百病除，百日发光顺，最能延年益寿。

【审查意见】白术有健脾之效，用法离奇，无知妄作，万不可从。

（7）服枸杞法

用法：枸杞不拘多少，酒浸，冬六夏三，晒干研末，重入酒内，以皮梭绞汁，慢火熬膏，入瓷罐内封固，煮三时，每服一匙，入酥油少许，温酒下。

（8）服松灵法

组成：松脂、松实各十斤，菊花五钱。

用法：为末蜜丸，桐子大，每服三十丸，黄酒下。服至百日，神清体健，其效非常。

【审查意见】此方不可服。经云，五味入胃，各归所喜，酸先入肝，苦先入心，甘先入脾，辛先入肺，咸先入肾，久而增气，物化之常，气增而久，夭之由也。可见五味不可偏盛，一或有偏，即有生病之危，故善养生者，唯在慎起居，调饮食，绝不专恃药饵。明此，则上列数条之服法，可以知所取舍矣，又服白术法，及松灵法，尤属荒诞。

（9）六味地黄丸

用法：人之疾病，有气虚血虚之分，不可一例而论，当补阳而滋阴，必有伤脾之患，当滋阴而补阳，必有枯燥之忧。然阳虚者，百中一二，阴虚者，十中八九，中年以后，常常服六味地黄汤以滋阴养血，若有劳倦气虚内伤之病，宜服补中益汤加麦冬、酒炒白芍以补元气，仍宜常服六味地黄汤滋阴之药。

【审查意见】阳虚是细胞动作分裂之功用减少，阴虚是细胞实质并体中水分缺乏，六味地黄丸滋阴之力颇强，然云常服，则谬矣。

（10）治五劳七伤咳嗽吐血等症方

组成：白蒺藜二斤（炒去刺、为细末），甘枸杞一斤（火炒、不可焦），南黑芝麻二斤（炒极熟、研成芝麻盐样），牛骨髓二斤（化开去渣），熟白蜜二斤。

用法：将三味药末，拌入髓蜜内和匀，盛瓷盆内，放在水锅中，锅上盖蒸笼，下用微火蒸熟为度，丸如指头大，随意食之，白滚汤下。

【审查意见】此方滋润填补，阴虚者最宜。

（11）五子益肾养心丸

主治：大补元气，培填虚损之要药也。

组成：六味地黄丸一料、甘枸杞一两，覆盆子二两（去蒂），沙苑蒺藜二两（微炒），新柏子二两（去油），楮实子二两（炒），炼蜜，入鹿角胶四两化匀。

用法：同和为丸，桐子大，每服百丸，淡盐汤下。

（12）乌须种子丸

主治：专治男子精虚无子，肾水不足，须发渐白。

治法：黑豆五升（砂锅内煮熟，晒干）、故纸十两（盐水炒），菟丝一斤（酒煮吐丝）、枸杞一斤（酒洗）、川椒半斤（拣净）。先扫港地一块，炭火烧红泼湿，将椒放在地上用布衬之，以瓷盆盖之一宿取用。

（13）强壮剂第十四方

组成：加鱼鳔一斤，蛤粉（炒珠，不可生）。

用法：共为细末，酒糊为丸，桐子大，每服三钱。

【审查意见】此方平补颇佳，惟川椒分量太重，宜以二两为足。

（14）滋阴补精种玉方

主治：固精补肾种子。

组成：炒韭子、川续断各六钱，菟丝子（酒煮）、覆盆子、枸杞子（酒煮）、芡实、莲肉、山药、白茯苓各八两，莲花芯四两，沙苑蒺藜八两（炒），金樱子一斤（去核）。

用法：煎膏为丸，桐子大，每服三钱。

【审查意见】此方宜于肠胃虚弱，而有泄泻少食者为适应。

（15）菊英丸

主治：此药延年益寿，明目轻身，返老还童，其功不可尽述。

治法：种黄菊一园以多为佳，以肥泽为美，春采苗，夏采叶，秋采花，冬采根，四时采足，晒干捣为细末，如菊花难研，以米面浆浆过晒干，再碾。炼蜜丸绿豆大，每服三钱，空心白汤下。

【审查意见】黄菊性寒，虽能清热明目，亦非久服之品，不可从。

（16）七精丸

主治：专治男妇五劳七伤。

组成：真秋石半斤，白茯苓、莲子肉、淮山药、小茴香、菟丝子、川椒（去目并闭口者炒去汁）各四两。

用法：为细末，酒糊为丸，桐子大，每服五六十丸酒下。

【审查意见】此方兴阳健胃，虚寒而不思食者宜之，但配秋石，似无法度。

（17）八圣丸

主治：种子兼治百病。

组成：沙苑蒺藜半斤，川续断（酒洗）、覆盆子（酒洗）、山萸肉、苏芡实、菟丝子、莲须、枸杞各四两。

用法：为末，酒糊为丸，梧子大，每服三钱。

（18）棉花子丸

主治：乌须暖肾，种子，阳虚人宜此药。

治法：棉花子十数斤，用滚水泡过，盛入蒲包，闷入一炷香取出，晒裂口取仁，并去外皮，用净仁三斤压去油，用火酒三斤泡一夜，取起晒干。故纸一斤盐水（泡一夜，炒干）、枸杞子一斤（黄酒浸蒸，晒干）、菟丝子一斤（酒炒）、川杜仲一斤（去外粗皮，黄酒泡断一夜，晒干，姜汁炒断丝为末）。蜜丸桐子大，每服三钱。

【审订意见】制法不明，棉花子是否可以入药内服，尚待研究试验，不能确定。原件所列主治，恐与药性不合。

（19）坎离丸

主治：乌须黑发，壮健筋骨，大有补益。

治法：黑豆不拘多少，桑葚汁浸透蒸熟，再浸，共五遍，磨末，红枣蒸熟去皮核，捣如泥，和黑豆末为丸，或印成饼子，随便当果食吃，大有利益。

【审查意见】黑豆、红枣，仅为食品中之滋养品，无如是之神效也。

（20）治形体黑瘦枯槁方

治法：甜杏仁五升去皮尖，双仁者勿用，捣烂，水绞汁研细，再绞滤过，用慢火于砂锅内熬熟，合炼过羊脂成膏，每日早晨，温酒调服一匙。

【审查意见】形体黑瘦，多系有瘀，当用消瘀之剂，此治慢性咳嗽则可，本症无效。

（21）治虚弱枯瘦食不化方

组成：白术一斤（酒泡蒸晒），菟丝子一斤（酒煮吐丝，晒干）。

用法：为末蜜丸，桐子大，每服二三钱。

【审查意见】虚弱枯瘦食不化，其原因甚复杂，非此方所可混治。

（22）服牛骨髓法

主治：此方专补虚损。

治法：牛骨髓一斤（炼过），红蜂蜜一斤（炼过），和在一处，瓷罐收贮，另用炒熟小米面，每米面三匙，用髓蜜三匙拌匀，滚水冲服。

【审查意见】填补精髓，原属正法，然髓与蜜和，不无难食之感，且油髓腻滞，须防腻膈少食之弊。

（23）治痨瘵方

治法：用桑叶捣汁，和童便熬煎，露至五更时服之；衣被盖暖，一睡而起，顿服取效。

【审查意见】桑叶取汁，亦云难矣，且痨瘵甚复杂，讵能混言，治法不切。

（24）悦泽颜色美面容方

治法：冬瓜仁七升，以绢袋盛之，投沸汤中，须臾取起，暴干，如此三度，又以清酒浸二宿，晒干为末。日服二三钱，令人肥泽如玉，延年不老。

（25）彭祖秘服接命丹

主治：此药最能添精补髓，保真固精，善助元阳，滋润皮肤，壮筋骨，理腰膝，下元虚损，五劳七伤，半身不遂，或下部虚冷，膀胱病症，脚膝酸麻，阳事不举。男子服之，行走康健，气力倍加；女人服之，能除赤白带下，沙淋血崩，不生疮疖，能通二十四道血脉，坚固身体，返老还童。

组成：何首乌、白茯苓、川牛膝、覆盆子、菟丝子、赤茯苓、破故纸、全当归各十两。

用法：共合一处，不犯铁器，用石臼杵为细末，蜜调黄酒为丸，如桐子大。每服二钱，空心黄酒下，日进三服。

【审查意见】此方有滋阴强壮之效。

（26）保肾丸

主治：治男妇一切气血两虚，五劳七伤，遗精白浊，脾虚胃弱，阳痿腰疼，眼花头眩，吐红骨蒸，翻胃，火嗽盗汗，调经等症。

治法：补骨脂一斤（用酒少许拌炒细末）、人参一两三钱，茯苓一两（土炒），白术一两五钱，炙草三钱，河水六碗，蒸浓汁二碗，去渣，和骨脂晒干听用。如常服不用人参，以玉竹一两（蜜炒）、黄芪一两（蜜炒）代之，杜仲一斤（盐水炒，断续研末），川芎八钱，当归一两五钱，酒白芍一两，熟地二两，水八碗，浓汁三大碗，去渣拌杜仲晒干。玫瑰膏子一斤，捣烂如泥，如干花瓣，只用半斤磨末听用。连腻皮核桃肉一斤（盐水炒，捣如泥），炼蜜二斤，为丸如桐子大，每服一两，淡盐汤空心下，吐红骨蒸童便下。

【审查意见】此方不无强肾健胃之功，然治吐红火嗽则不切。

（27）紫霞丹

主治：此方异人所授，能治腹肋积聚，七癥八瘕，翻胃噎膈，攀睛胬肉，女人下寒带病，但系金石之药，经火煅炼，惟可治疾，不可轻服。

治法：黑铅色黑北方水用一两，雌黄色青东方木用三钱，雄黄色赤南方火用三钱，硫黄色黄中央土用五钱，白铅即南铅色白西方金用四钱，上用阳城罐一个，盐泥固济，晒干，将黑白二铅铺底盖，面药放中间，以铁盏封固严密，铁丝拌紧，架三钉上，外用八卦炉火文武火五炷香，擦水升盏，研极细末听用。

制没药研末九钱五分用之行血，白茯苓研末九钱五分用之行气，上二味研细，用头生男乳拌药为丸，绿豆大，每服一钱酒下，此丹每次用生药一半，如前封固升炼九次，名九转仙丹。

【审查意见】此方仅一硫黄，可以通阳化滞，故半硫丸用之，今又配数味金石之品，谓曰得之异人，能破积聚，并攀睛胬肉等，实不知是何意义。

（28）天河不老丹

客问如何白发？只因走泻元阳，虽知仙道有奇方，效验应如影响，四两茯苓乳制，头生男乳为良，夜来还露不须忙，乳了又将添上，只待乳多药少，称来八两相当，石脂二两赤为良，川椒共炒四两，存脂去椒不用，还须各药推详，朱砂葵制谨提防，拣下三钱明亮，槐角用黑牛胆制，煮干焙过焦黄，苁蓉故纸药如常，巴戟龙骨共放，每件三钱称准，炒干其实馨香，胎发用他十个，血竭三钱相旁，先将发来熔化，后将竭入中央，火用文武莫相伤，务要调匀清爽，以上共为细末，再将鹿胶熬霜，四两和丸桐子大，初服酒下九丸，后添五粒又何妨？丹田春意暖洋洋，七日之间强壮，此药久服不断，管交脱换臭皮囊，有缘得遇妙仙方，寿年从此与天长。上德之人方受，匪人切莫乱扬，父子不相传于妄漏自己反无缘，莫道仙方禁戒严。

【审查意见】此温补涩精剂，虚寒证可用。

(29) 大力法

组成：大怀生地（九蒸，九晒）

用法：每早服三四钱，最能大力，且养精血。

【审查意见】大力之法，莫善于练国术、学体操，岂有服地黄而能大力哉？且逐日食品之营养，岂有不如药物之理？决不可以。

(30) 益元延年益寿七宝丹

组成：牛膝八钱（酒浸一日，同首乌蒸），何首乌赤白各一斤，赤白茯苓各一斤，破故纸四两，菟丝子半斤，归身半斤，枸杞子半斤。

用法：其为细末，蜜丸弹子大，日进三丸，早晨空心酒下，午后姜汤下，卧时盐汤下，久服行走如飞，气力益倍，延年益寿。

【审查意见】此方温补肝肾颇佳，凡腰膝无力，盗汗目眩者可服。

(31) 益寿延年方

主治：强精神，悦颜色，乌须发，益寿延年。

组成：甘枸杞、熟地、杜仲、核桃霜、破故纸、肉苁蓉、何首乌、当归各十两。

用法：以上共为细末，蜜丸桐子大，每服二钱，或酒或盐汤下，不可间断。

【审查意见】古籍谓离家千里，勿食枸杞，极言枸杞补精之功也，又配伍地杜归乌之富有胶质者，以补血液，故精液虚亏者，可用作强壮之剂。若体质强壮，阳气充足者，用之必生火症，不可不慎。

（32）延年固本丸

主治：治五劳七伤，诸虚百损，颜色衰朽，形体羸瘦，中年阳痿不举，精神短少，未至五十，须发先白，并左瘫右痪，步履艰辛，腰膝疼痛，下元虚冷等症。

组成：人参、肉桂、当归、韭子（烧酒煮）、菟丝子、枸杞、茯神、山药、床子、山萸肉、川牛膝各二两，熟地、何首乌（九蒸）、苁蓉（去甲酒洗）各四两，大附子一个（童便浸），鸽子蛋（去皮炒成粉），黄狗肾一具（内外酥炙），车前子一两，黑驴肾连子一具（同苁蓉酒煮一日夜），鹿茸一对（酥炙）。

用法：共为细末，以驴肾、苁蓉捣膏，为丸桐子大，每服百丸，黄酒或滚水下。

【审查意见】此丸对于生殖机能，确有补益之效，盖有驴肾狗肾之故耳。现代所盛传之返老还童生殖灵等药，即由睾丸中所抽之成分，但其效捷不长，用后虽能暂效，而反由促短寿命之忧，不若此方补益之平稳。惟素有郁火者，切不可用。

（33）长春补药方

主治：专治男子诸虚羸瘦，中年阳事不举，精神短少，未至五旬，须发变白，行步艰难，及妇人下元虚冷，久不能受孕，服此药即孕。

组成：人参一两，白茯苓一两，川椒二两（微炒），覆盆子一两，巴戟一两，车前子一两，生地二两，赤石脂一两（另研），天门冬一两，肉苁蓉二两（酒洗），熟地二两，山萸肉二两，当归一两（酒洗），石菖蒲、去毛、一两，牛膝二两（酒洗），枸杞子三两，广木香一两，五味子一两，远志二两，地骨皮二两，泽泻二两，柏子仁一两，杜仲（姜炒）二两，菟丝子（酒炒蒸透）三两，山药一两。

用法：共为细末，蜜丸弹子大，每服五一丸，空心黄酒或淡盐汤下，此药服过十日，加二十丸，服半月，再加二十丸，服至十月之后，小便赤色，是旧疾出矣，又觉鼻酸声雄，胸痛咳嗽，吐痰吐血，是肺病出也，大便下脓血，或下鱼冻青黄者，是五脏六腑之病出也，服到一月之后，一应七情之滞气，沉痼冷疾皆出矣。

【审查意见】此方不如延龄固本丸之纯净，方义似较复杂，至服后所生诸症，尽是充血出血之象，盖因药性太热之故，用者慎之。

（34）修制长生仙丹

组成：丁香、砂仁、官桂、陈皮、白豆蔻各三钱，小麻尖（六七月采阴干）一斤。

用法：为细末，每服三钱，空心滚白水调服。

【重订主治】中阳式微，脘腹不舒，食思不振，即食亦难消化，嗳气倒饱，有生食气，口腻不渴者。

【审查意见】原定主治，有七字口诀，非特浮夸妄言，即与方药，亦丝毫不合，故重订之，以期明晓，盖此即芳香健胃剂耳。

（35）打老儿丸

组成：棉花子一斤（炒去壳），核桃肉四两（捣）。

用法：为末，小米面糊为丸重三钱，白水下。

【审查意见】药性平和，有滋补之效。

（36）神仙七星散

组成：地肤子、蔓荆子、巨胜子、黄精、嫩柏叶、嫩松枝、桃胶各等分。

用法：七味九蒸九晒为末，每服三钱，空心白水下。

【审定意见】此方不详主治，惟配数味清湿热之药，实无重订之价值也。

（37）补阴丸

主治：专治男妇诸虚百损。

组成：黄柏四两（煨炒），败龟板（醋炙）、牛膝（酒洗）各二两，酒炒知母、酒熟地各五钱，炒白芍、广陈皮、当归、虎骨（酥炙）各五钱。

用法：共为末，好肥羊肉二十四两，不用油，煮烂如泥，石臼杵极烂，合药又捣为丸，如桐子大，盐汤下七十丸，冬月姜汤。

【审查意见】黄柏知母，滋肾清热，九地龟板，宜阴补精，此方大旨，即增体中水分及精液耳。虎骨之用，以筋骨疼痛者为适宜，主治谓诸虚百损，近含混，兹重订之，以期适用。

【重订主治】精液亏损，虚热上亢，耳鸣头晕，咽嗌干燥，腰疲腿疼，夜热盗汗，或夜遗精，或下白带，小便黄赤，或涩痛，证明为精液虚损，因虚而内热者。

（38）仙传蟠桃丸

组成：棉花子仁（烧酒拌透，黄酒水平对煮一炷香）、红枣（黄酒煮熟，取净肉）各一斤，当归身、川牛膝、枸杞（俱用酒浸）、肉苁蓉（酒洗）、白茱萸（酒蒸，去核）、菟丝子（酒蒸成饼）、白鱼鳔（矾炒成珠）、白茯苓（人乳拌蒸）、破故纸（盐水炒）、熟地（酒蒸如饴）各四两，巴戟（去心）五两。

用法：共为细末，蜜丸，重三钱，早晚酒水任意送下。

【审查意见】此方主治，长于填补，经云精不足者，补之以味，即此旨也，惟名称不雅。

（39）草还丹

组成：沙蒺藜三斤，菟丝子一斤（酒蒸），白茯苓八两（乳蒸），萝卜子八两，黑豆二斤（用小粒，要正不要偏），当归（酒洗）、黄芩（酒洗）各一斤。

用法：春冬用苍术一两，赤茯苓（乳蒸）八两五钱；夏秋用白术一斤，为细末，蜜丸重三钱，早晚滚水下。

【审查意见】按此方，治脾肾湿热，赤白带下颇效，原无主治，兹增订如下。

【增订主治】治脾肾湿热，赤白带下，并便浊阴痒，胸闷不舒，腰困头晕等症。

（40）补天大造丸

主治：治诸虚百损，五劳七伤。

组成：紫河车一具（头生男胎，米泔水洗净，煮熟捣烂），虎胫骨二两（炙），鹿茸二两，大龟板二两（炙），炒山药四两，建泽泻、白茯苓三两（乳蒸），天麦冬、五味子各三钱，枸杞子四两（酒炒），当归四两（酒浸），菟丝子三两（酒煮），破故纸二两（酒炒），川牛膝三两（酒浸），川杜仲三两（酒浸），生地八两（酒浸蒸），肉苁蓉三两（酒洗）。

用法：蜜丸桐子大，每服百丸，空心酒下，盐汤亦可。

【审查意见】此方以二冬滋阴，味萸填补，复以紫河车血肉有情者充之，治体质虚弱，气血两亏，应有卓效，惟内有蕴热，及不受热补者忌用，紫河车须漂洗极净，焙研备用。

（41）补气汤

主治：凡遇一切势倦之后，服此不生内伤之证。

组成：黄芪二钱（蜜炙），人参一钱，归身五分，土炒白术一钱，陈皮一钱，炙草四分。

用法：姜枣为引，水煎服。

【审查意见】此即补中益气汤除升柴也，补中益气汤之方法，前已言之，此方除去升柴，较为平妥，然以劳倦之体虚脉弱，尤当证明其非感冒性病症者，方可试用，兹订正主治如下。

【订正主治】体质素弱，中气不足，稍动则喘气少息，略劳则倦怠无力，煎汤温服，或代茶随意饮之。

（42）补精膏

组成：壮元阳，益真气，助胃润肺。

治法：牛脊髓二两，核桃肉四两，山药、杏仁四两，人参三两，当归二两，枣肉四两（去皮核）。

用法：将核桃肉、山药、杏仁、枣肉四味，捣为膏，用蜜一斤，与人参、牛髓、山药、当归细末和匀，入瓷罐内，隔汤煮一日，空心酒调下一二匙，或做成三钱丸子亦可。

【审查意见】牛髓和药，作丸作膏，均不甚妥，不如和面内炒为面茶，水冲服较佳，其他为膏为丸俱可。

（43）长春丹

主治：治肾虚精冷之证。

治法：鱼鳔一斤（蛤粉炒成珠），棉花子一斤（取净仁一斤，去净油，酒蒸），白莲须八两，金樱子（去子毛净）一斤，金钗石斛八两，沙蒺藜四两，枸杞子六两，菟丝子四两，五味子四两（炒），鹿角五斤（锯成薄片，河水煮三昼夜，去角取汁，熬膏），和药末为丸，桐子大，每服三钱。

【审查意见】此方治虚寒遗精，所谓寒精自流者可用，相火妄动者不宜，须细别之。

（44）固精种子羊肾丸

治法：甘枸杞二两（人乳浸一宿，晒干），白莲芯二两，大地黄四两（酒浸透，捣如泥），芡实肉四两（蒸熟），何首乌（黑豆汁浸蒸九次，晒干）四两，前药共为细末。羊肾十对（淡盐腌一宿），将羊肾用酒三四碗，煮烂为度，捣如泥，并地黄和前药末捣匀，为丸黄豆大，如难丸，少加炼蜜，每日淡盐汤下三钱。

【审查意见】取动物之生殖腺，必能益我之生殖机能，以理推之，当有效验。

（45）治男女痨症方

治法：用屠家剥出小胎羊羔，砂锅内焙干为末，酒调服。

【审查意见】羊肉补虚，虚羸必用，乃补虚劳，非治痨病，痨是结核病，羊羔何以能治，且有伤生物，不宜取用。

（46）治痨虫方

治法：吃腌鳗鱼细嚼其骨，最能补益。

【审查意见】痨虫是结核菌，古人不知，故以痨虫名之。腌鳗鱼能否灭菌，未曾实验，或为滋补之作用，亦未可知。

（47）治痨热方

治法：用鲜青蒿梗水三升，童便五升，煎取一升，去渣，慢火熬成膏，空心临卧，以酒调四五茶匙送下。

【审查意见】煎膏甚难，服汤即可，但药性平和，病重无效。

（48）大力丸

组成：白茯苓、蒺藜（酒洗，炒去刺）、覆盆子、杜仲（醋炒）、菟丝子（酒煮）、白芍、威灵仙、川续断、故纸、苁蓉、薏苡仁、当归、无名异（即油匠煎油用的土子）、牛膝（酒洗）、自然铜（醋煅七次）各用一两，跳百丈十个去足，乳没、血竭、青盐、朱砂各五钱（飞），天雄（童便浸五日）二两，虎骨二两（醋炙），象鳖十个（去头足翅，如用土鳖）。

用法：共为细末，炼蜜为丸，二钱重，早晚盐汤或黄酒送下时，用力行功，散于四肢。

【审查意见】此方除去血竭、跳百丈、象鳖、无名异等，作滋养强壮剂尚可，若谓服此可大力，则恐未必。

（49）又大力丸

组成：土鳖（酒洗，去肠秽）五个，地龙（去土，酒洗）、无名异（焙）、当归、自然铜（醋煅为粉）、乳香各四两，白蒺藜（炒去刺）一斤。

用法：共为细末，蜜丸，重二钱半，每服一丸，空心黄酒或盐汤送下。

【审查意见】土鳖善通瘀血，内因瘀滞而现腿痛者尚可，与其所名之大力不切。

（50）鱼鳔丸

组成：酒当归、白蒺藜（炒去刺）、鱼鳔（酒炒）、牛膝各四两，川芎三钱。

用法：上为末，蜜丸，朱砂为衣，每丸重三钱，黄酒送下。

【审查意见】鱼鳔丸不如前列之长春丹，应参长春丹方。

（51）如意大力丸

组成：蒺藜（净末）半斤，酒当归二两，大生地（酒洗）、川牛膝、木瓜、川杜仲（盐水炒，去丝）、枸杞、骨碎补（去毛盐，水炒）、熊掌骨（酥炙）各一两，虎胫骨（醋炙）一两二钱，甜瓜子（炒）一两，乳没各五钱，黄柏八钱（盐水炒），菟丝子（酒浸蒸）、龟板（醋炙）、白茯苓（人乳泡）、知母（盐炒）、续断（酒洗）、大熟地各一两。

用法：为细末，蜜丸，重三钱，每服一丸，空心白滚水下。

【审查意见】此亦不过滋阴填补，作强壮剂尚可，有何大力之如意哉？

（52）造福丸

主治：瘦人服之身胖。

治法：牡蛎、白术各四两，苦参三两，为细末，用猪肚一具，煮烂，石臼捣为泥，和丸桐子大，每三十丸，米饮送下，日三服。

【审查意见】天生瘦削，服药难肥，因病致瘦，则当去其病，岂此方所可哉？至湿热淋浊，此方颇效，牡蛎宜生用。

阎会长征集验方函[①]

本会长以多年经验，认为中医治病，确有特效。惜良方秘术流传乡间。散而不聚，学者未由全得，特效不能广显。而代远年久，尤易湮灭。殊非所以保存国医救民疾苦之道也。

兹为复兴中医计，决定先自征集验方、秘传针灸、秘藏医书等入手。特派中医改进研究会干事张玠、范国义、单生文、相作良等下乡，实行调查征集。惟虑该员，乍临异乡，人地生疏，无从问津，收效不宏。如到达该县、区、村时，仰该县、区、村长等，或为访察、或为介绍、或为引导，务望出力，协助办理。俾有所得，以成其事。将来汇集研究、发扬光大、济世活人，诸君与有力焉。

切勿忽视为要。

阎锡山（1933 年）九月十一日

---

① 阎锡山. 阎会长征集验方函 [J]. 医学杂志，1936，(88)：2.

跋

在对近代山西医学历史的深入研究中，笔者了解到民国期间山西政府曾经耗费巨资从民间收罗秘验良方，并委托近代颇有学术影响的中医改进研究会对征集到的验方逐一审核点评，以便用者按图索骥。同时，限于当时经济落后、医疗条件差的原因，随后刊行的《审查征集验方》验方以"廉、便、验"为收录原则。

2016 年开始，编者多方搜集，从山西省内开始，远至上海、日本，方才搜集齐全该书的六集的多个版本，共 10 册。原书为繁体竖排，无句读，石印 32 开。从 2017 年始，请山西大学那钦·雄克尔、张万辉博士研究生，山西省卫生健康委季巍同志，太原市中医院张燕医师，山西中医药大学闫润红教授，牛晓丽、石星月等同学对原书进行翻译、断句等整理工作，三易其稿。山西中医药大学附属医院李廷荃教授、杨丽芳主任医师对本书的出版也提供了很大的帮助，在此一并感谢。特别是国医大师王世民、首届全国名中医王晞星、山西中医药大学刘星校长为本书欣然作序，令编者信心倍增。

承蒙学苑出版社陈辉社长独具眼光，和黄小龙责任编辑的精心编校，以及全体参编人员严谨、详实的工作，方使本书圆满付梓。原书中个别字词佚缺或模糊不清，参与校对者在微信群共同辨认、反复揣度、方有所悟，欣然之余，倍感其乐。

在"新冠肺炎"疫情影响的背景下，2019 年 5 月，本书精装版《近代秘验方精编——审查征集验方》甫一出版，即得到各界热烈追捧，实属难能可贵。同时，基于该书的《近代山西民间验方数据库》获得国家版权局"软件著作权证"，相关的研究论文也被 SCI 收录。如今，学苑出版社继续出版简装本一套，可谓眼光独到，可喜可贺。这都反映出广大编者、读者对该书的充分认可，对传承发展中医药的充足信心。

刘洋

2020 年 6 月